CONTRIBUTION

A L'ETUDE

DE L'ALCOOLISME

PAR

LE Dr G. MARTY,

Externe des hôpitaux de Paris,
Médaille de bronze de l'Assistance publique,
Ancien aide-major auxiliaire de l'armée de Paris (siége 1870-71).

PARIS
ADRIEN DELAHAYE, LIBRAIRE-ÉDITEUR
PLACE DE L'ÉCOLE-DE-MÉDECINE

1873

CONTRIBUTION

A L'ÉTUDE

DE L'ALCOOLISME

CONTRIBUTION

A L'ETUDE

DE L'ALCOOLISME

PAR

LE Dr G. MARTY,

Externe des hôpitaux de Paris,
Médaille de bronze de l'Assistance publique,
Ancien aide-major auxiliaire de l'armée de Paris (siége 1870-71).

PARIS
ADRIEN DELAHAYE, LIBRAIRE-ÉDITEUR
PLACE DE L'ÉCOLE-DE-MÉDECINE

1873

INTRODUCTION.

Plus gula quam gladius occidit.
(Ecole de Salerne.)

L'intempérance détruit et fait languir plus d'hommes elle seule que tous les autres fléaux de la nature humaine réunis.
(BUFFON, Discours sur la nature des animaux.)

La passion des boissons fermentées a existé dès les premiers âges du monde ; de tout temps il y a eu des ivrognes. Il est incontestable toutefois que l'ivrognerie n'avait pas dans l'antiquité les conséquences déplorables qu'elle a de nos jours. Le vin était la seule boisson enivrante dont on fit usage, et, comme nous chercherons à le démontrer dans le courant de cette thèse, l'abus du vin est infiniment moins préjudiciable que celui des autres préparations alcooliques.

Il ne faut donc pas s'étonner si les médecins anciens n'ont pas considéré l'ivresse comme un fait pathologique bien sérieux, et s'ils en font à peine mention dans leurs ouvrages.

Le moyen âge vit paraître en Europe *l'eau ardente* ou *alcohol des Arabes*. Pendant longtemps, les médecins et les alchimistes en firent seuls usage ; les premiers pour les besoins de la thérapeutique ; les seconds, pour la recherche mystérieuse du remède universel.

Vers la fin du XVIe siècle, on commença à l'employer comme boisson. Depuis cette époque, cet usage s'est répandu presque partout, et aujourd'hui, l'alcool forme la base de toutes les liqueurs spiritueuses qui entrent dans la consommation.

C'est surtout depuis le commencement de notre siècle, que 'abus de ces liqueurs a pris une extension considérable et qui va en augmentant tous les jours. Naturellement, le nombre et la gravité des accidents morbides qui en sont la conséquence ont augmenté dans les mêmes proportions, de telle sorte que, le même liquide, dont les propriétés excitantes utilisées à propos peuvent, jusqu'à un certain point, justifier son nom d'*eau-de-vie*, est devenu, par l'abus qu'on en fait, l'un des principaux agents destructeurs de la race humaine.

Les remarquables travaux qui ont été faits de nos jours sur cet important sujet, les discussions auxquelles il a donné lieu à l'Académie de médecine, à l'Académie des sciences et dans beaucoup d'autres sociétés savantes prouvent d'une manière suffisante le rôle capital que joue l'empoisonnement alcoolique dans le cadre nosologique actuel.

Bien peu d'organes, en effet, échappent à la funeste influence des excès de boissons spiritueuses. Ces excès, souvent répétés, portent le trouble dans les fonctions les plus importantes de l'économie. De là, toute une série d'affections plus ou moins graves, variées dans leur phénoménalité, mais dérivant toutes d'une cause commune : le *vice alcoolique*. Magnus Hus, le premier, les a décrites sous le nom général d'*alcoolisme* (alcoholismus chronicus).

L'acoolisme crée un état morbide *totius substantiæ* ; il imprime dans les tissus des marques indélébiles ; considéré au triple point de vue de l'étiologie, de la marche et du prononostic d'une foule d'affections, il cause les unes, complique les autres et les aggrave toutes.

Au dépérissement du corps, résultat immédiat des lésions organiques, s'ajoutent des troubles psychiques plus ou moins profonds. L'alcoolique devient incapable d'attention, sa mémoire s'obscurcit, sa raison se trouble et s'égare, son jugement s'éteint.

Quand on a parcouru les statistiques des décès occasionnés par l'alcoolisme, statistiques publiées dans différentes contrées de l'Europe ; quand on a suivi pendant quelques années les cliniques des grands hôpitaux de Paris ; quand on a consulté les relevés des cas d'admission dans les hospices d'aliénés, on reste parfaitement convaincu que l'empoisonnement alcoolique est un fléau plus meurtrier peut-être que les grandes épidémies qui, à différentes époques, ont désolé l'humanité. La peste, le choléra, la fièvre jaune éclatent soudain, déciment une ville, une province, un pays tout entier ; mais leur passage est essentiellement transitoire. Ces fléaux disparaissent après avoir fait plus ou moins de victimes, et ne reparaissent que longtemps après, quelquefois même jamais, dans les contrées du moins où ces maladies ne sont pas endémiques.

L'alcoolisme ne chôme jamais ; il sévit dans tous les climats, dans toutes les saisons, en tout temps et en tous lieux. Ses victimes appartiennent à tous les âges, à toutes les professions et à toutes les classes de la société. Il abrutit ou rend fous ceux qu'il ne tue pas.

La question de l'alcoolisme est, comme on le voit, des plus importantes. Elle intéresse à la fois le médecin, le philosophe, le législateur et tous ceux qui s'intéressent à la santé publique et à l'avenir de la société.

Nous l'envisagerons principalement au point de vue médical et nous passerons rapidement en revue : 1° les effets généraux de l'alcool sur l'organisme ; 2° l'ivresse aiguë et ses principales complications ; 3° l'alcoolisme chronique et ses manifestations les plus importantes ; 4° nous terminerons enfin par quelques considérations générales sur les causes de l'alcoolisme et sur les moyens de le combattre.

On nous reprochera peut-être d'avoir embrassé un sujet beaucoup trop vaste et de n'avoir pas tenu assez de compte du précepte d'Horace :

> Sumite materiam vestris, qui scribitis, æquam
> Viribus, et versate diu quid ferre recusent,
> Quid valeant humeri.....

Nous comprenons toute la justesse de ces reproches. Il ne nous coûte rien d'avouer qu'en commençant ce modeste travail, nous avons consulté notre bonne volonté plutôt que nos forces. Nous savons très-bien que ce sujet a été magistralement traité par des hommes dont le nom fait autorité dans la science: mais qu'importe? Comme le faisait observer M. le professseur Chauffard à la séance de l'Académie de médecine du 24 janvier 1871, les discussions sur l'alcoolisme ne sauraient être trop multipliées. Le mal est là; des centres ouvriers il se propage dans les campagnes, menaçant de tout envahir si on ne parvient pas à arrêter sa marche. Sans doute nos maîtres ont jeté le cri d'alarme; cela ne suffit pas. Leur voix, quelque autorisée qu'on la suppose, n'a pas toujours le retentissement désirable. Il faut que chaque médecin, dans la mesure de l'action qu'il est appelé à exercer, continue la lutte partout où il se trouve en face du fléau et signale le danger à tous ceux qui l'environnent.

CONTRIBUTION

A

L'ÉTUDE DE L'ALCOOLISME

CHAPITRE PREMIER.

Alcool. — Préparations alcooliques. — Leurs usages. — Effets physiologiques de l'alcool sur l'organisme.

ALCOOL.

Le mot alcool vient de l'arabe *al* et *cohol* qui veut dire très-subtil. On a attribué à Albucasis, médecin Arabe du XIIe siècle, la découverte de ce corps. Il paraîtrait toutefois que les Chinois le connaissaient longtemps avant les arabes, et s'il faut en croire le célèbre missionnaire Huc, l'art d'extraire l'esprit de vin a existé dès la plus haute antiquité dans le Céleste-Empire.

Quoi qu'il en soit du lieu et de la date de sa découverte, l'usage de *l'eau de feu* fut introduit et propagé en Europe par Arnaud de Villeneuve et Raymond Lulle, savants français du XIIIe siècle.

Propriétés. — L'alcool ordinaire ou esprit de vin est un liquide incolore, inflammable, plus mobile que l'eau, doué d'une odeur spiritueuse et d'une saveur *brûlante*. Il a pour formule $C^4H^6O^2$. C'est le type de toute une classe de corps qui ont pour caractère essentiel de réagir sur les acides pour donner de l'eau et des éthers. Il reste fluide aux plus basses températures; il bout à 78°,4; sa densité à 15° est de 0,793. En perdant deux équivalents d'hydrogène il se transforme en aldéhyde :

$$\underbrace{C^4 H^6 O^2}_{\text{Alcool.}} + O^2 = 2 H O + \underbrace{C^4 H^4 O^2}_{\text{Aldéhyde.}}$$

L'aldéhyde s'emparant à son tour de deux équivalents d'oxygène forme l'acide acétique :

$$\underbrace{C^4 H^4 O^2}_{\text{Aldéhyde.}} + O^2 = \underbrace{C^4 H^4 O^4}_{\text{Acide acétique.}}$$

L'alcool chauffé au contact de l'air s'enflamme et se transforme en eau et en acide carbonique.

L'alcool s'obtient par la fermentation des liquides sucrés et des fécules transformées en glycoses. Distillé une seconde fois au bain-marie il porte le nom d'*alcool rectifié*. On ne l'emploie presque jamais à l'état anhydre ; c'est à l'état de mélange avec une plus ou moins grande proportion d'eau qu'on le trouve ordinairement dans le commerce.

PRÉPARATIONS ALCOOLIQUES.

Toutes les boissons enivrantes dont nous allons étudier les effets ont pour base l'alcool. Les *esprits* contiennent plus d'alcool que d'eau ; les eaux-de-vie, plus d'eau que d'alcool.

Vin. — Le vin est la boisson par excellence de notre pays et constitue une des principales richesses de notre sol. On l'obtient par la fermentation du jus de raisin. Les raisins donnent un vin d'autant plus alcoolique qu'ils sont plus sucrés. La composition du vin est très-complexe; elle peut être représentée par les chiffres suivants : eau 80 à 90 parties °/₀ ; alcool, 5 à 17 parties, matières colorantes, 2 à 5 parties. On y trouve en outre des substances non cristallisables azotées ou non, de l'acide œnantique, du bitartrate de potasse, des sulfates à base d'alumine de chaux et de potasse, des sucres, du tannin, des éthers, des huiles essentielles, etc.

M. Balard y a signalé aussi un peu de glycérine et de l'acide lactique. Enfin on trouve dans le vin divers gaz, tels que l'acide carbonique et l'azote. La richesse alcoolique des différents vins est assez variable : voici des chiffres empruntés au tableau de Gay-Lussac.

Porto et Madère,	20 » p. 100	Champagne mousseux,	11 6 p. 100
Bagnols (Gard),	17 » »	Vins du Rhin,	11 » »
Grenache,	16 » »	Ermitage et Mâcon,	10 » »
Chypre et Malaga,	15 1 »	Graves, Château-Latour,	9 5 »
Sauternes (Gironde),	15 » »	Vins ordinaires du Midi,	9 » »
Rivesaltes (Pyrén.-Or.),	14 6 »	Château-Margaux,	8 7 »
Gros vins du Midi,	13 » »	Vins de détail de Paris,	8 4 »

Bière. — La bière est le produit de la fermentation de plusieurs céréales germées que l'on aromatise avec du houblon. Son usage est très-répandu dans le nord de la France, la Belgique, la Hollande, l'Angteterre et l'Allemagne. Elle paraît connue depuis très-longtemps. Théophraste mentionne la préparation du vin d'orge, et, en Egypte, les prêtres d'Osiris faisaient des libations de bière.

Les bières sont en général assez pauvres en alcool ; il faut en excepter toutefois certaines bières anglaises dont le titre est assez élevé ; l'ale de Burton contient 8,2 °/₀ d'alcool ; l'ale d'Edimbourg, 5,7 ; le London porter, 3,9 ; la bière de Strasbourg 3,5 ; le faro de Bruxelles, 3, la bière de Lille, 2,9, et celle de Paris, 1,9. Un litre d'eau-de-vie correspond à environ 40 litres de bière de Paris.

Cidre. — Le cidre est la boisson chère aux Normands ; les Gaulois en faisaient déjà usage à l'époque de l'occupation romaine. Il y a des cidres très-alcooliques ; leur titre varie depuis 3 jusqu'à 9 °/₀.

Poiré. — Le poiré se rapproche beaucoup du cidre, son titre varie de 5 à 7 °/₀.

Eaux-de-vie. — L'eau-de-vie est de l'alcool étendu d'eau ; on l'obtient par la distillation du vin. On peut la retirer aussi d'une foule d'autres substances, telles que la betterave, les pommes de terre, les grains, etc. Elle porte plus spécialement alors le nom d'*esprit de grains*. Ces esprits renferment toujours une certaine quantité d'alcool amylique. L eau-de-vie ordinaire marque 16 22° à l'aréomètre de Baumé ; c'est la liqueur alcoolique par excellence.

Absinthe. — La préparation de la liqueur d'absinthe était autrefois assez compliquée ; de nos jours elle a été très-simplifiée. On prend tout simplement un litre d'alcool de 60 à 70° et on l'additionne d'un ou de deux grammes d'huile essentielle d'absinthe préparée d'avance ; on ajoute de plus 1 gramme d'une autre essence, d'anis, de mélisse ou de badiane. Si elle ne blanchit pas assez par son mélange avec l'eau, on y ajoute du jus d'hysope, de l'indigo, du sulfate de cuivre sous le nom de *bleu éteint* et même de l'arséniate de cuivre.

Plusieurs des essences employées dans la fabrication de l'absinthe sont vénéneuses, et il ne faut pas s'étonner si l'absorption d'une forte dose de cette liqueur provoque quelquefois des accidents aigus très-redoutables. L'essence d'absinthe surtout est un poison très-violent. M. le professeur Bouchardat le démontre de la façon suivante : dans deux bocaux contenant chacun 1 litre d'eau il verse dans l'un 6 gouttes d'absinthe, dans l'autre 6 gouttes d'acide cyanhydrique.

Il met des petits poissons dans les deux bocaux ; les poissons sont foudroyés plus vite par l'absinthe que par l'acide prussique.

On peut encore citer comme liqueurs spiritueuses usitées : 1° Le *kirsch* qui s'obtient par la fermentation des mérises et de leurs noyaux qu'on distille ensuite ; 2° le *rhum* qu'on retire de la mélasse et du résidu du suc de la canne à sucre ; on le colore avec des pruneaux et du cuir neuf ; 3° le *rack ou arach* extrait du riz et du jus des noix de coco mêlées avec du sucre, très-usité dans l'Inde ; 4° le *gin* ou esprit de genièvre, produit de lafermentation des baies de genièvre ; on en fait une assez grande consommation en Belgique, en Hollande et en Angleterre ; 5° le *wiskey* très-usité en Ecosse, en Islande et en Amérique ; on le fabrique avec l'orge, les pommes de terre et les prunelles sauvages ; le *koumis,* produit de la distillation du lait de jument fermenté ; etc.

« L'alcool est évidemment identique dans tous ces liquides ; cependant chacun d'eux est caractérisé par un arome spécial, par une saveur plus ou moins agréable, lorsque l'alcool provient des jus fermentés et distillés des raisins, des cerises, des cannes à sucre ou de leur mélasse ; plus ou moins désagréable au contraire lorsqu'il résulte de la distillation des liquides fermentés provenant des marcs de raisin, de cidre ou de poiré, des grains, des pommes de terre ou du sucre de fécule. Le premier est appelé *alcool bon goût,* le second, *alcool mauvais goût.* » (Chevalier, Dictionnaire des falsifications.)

USAGE DES PRÉPARATIONS ALCOOLIQUES.

Le vin, la bière et le cidre occupent une large part dans l'alimentation générale. A dose hygiénique, ces boissons sont utiles et même nécessaires à l'homme qui travaille. « Le vin surtout, dit M. Bouchardat (1), est utile à l'ouvrier qui dépense beaucoup de forces. C'est un bon auxiliaire de la viande, mais il faut en faire un usage régulier. Trop d'ouvriers s'en passent la semaine et en font excès le dimanche et le lundi ». Nous ajouterons que l'heureuse influence du vin pris à dose modérée se fait sentir non-seulement sur les forces physiques, mais encore sur les facultés intellectuelles et sensitives. « Par l'habitude des impressions heureuses qu'il occasionne, le vin, dit Cabanis (2), maintient l'esprit dans une activité constante et facile, fait naître et développe les penchants bienveillants, la confiance et la cordialité. Dans les pays de vignobles, les hommes sont en général plus gais, plus spirituels, plus sociables ; ils ont des manières plus ouvertes et plus prévenantes. Leurs querelles sont caractérisées par une violence prompte, mais leurs ressentiments n'ont rien

(1) Bouchardat. Annuaire de thérapeutique, 1862.

(2) Cabanis, Rapports du physique et du moral de l'homme, t. II.

de profond, leurs vengeances rien de perfide et de noir ». Sans doute on peut s'enivrer, et on ne le fait malheureusement que trop, avec du vin naturel, de la bière ou du cidre; mais les abus que l'on fait de ces boissons entraînent des modifications moins promptes sur les appareils de la digestion et de l'innervation. L'ivresse dans ce cas est ordinairement gaie, joyeuse; elle se dissipe plus vite et laisse moins de traces. Chez les buveurs d'eau-de-vie, au contraire, l'ivresse revêt presque toujours le caractère brutal et grossier, et les malheureux qui s'y livrent, ne connaissent même pas ce bien-être particulier que procure souvent le premier degré de l'ivresse vinique.

Nous pensons donc que, tout en combattant les abus trop nombreux que l'on fait du vin, tout en signalant les dangers que ces abus peuvent entraîner à la longue pour la santé et pour la raison, nous devons faire tous nos efforts pour propager l'usage du vin naturel parmi les classes ouvrières et en rendre le prix accessible à tout le monde.

Nous n'en dirons pas autant pour les eaux-de-vie, l'absinthe et toutes ces boissons *ante cibum* dont les propriétés apéritives résident surtout dans l'eau fraîche dont on les étend (Robin). En dehors de certaines indications thérapeutiques bien déterminées, en dehors de certaines circonstances exceptionnelles, où il faut sans retard produire une excitation considérable, l'usage de ces liqueurs, dans notre pays du moins, est presque toujours inutile, souvent nuisible; l'abus en est mortel. L'absinthe, par exemple, est doublement toxique par l'alcool et par l'essence d'absinthe, qui est un poison redoutable. L'eau-de-vie n'a qu'une puissance excitante; sa puissance nutritive, niée d'une façon absolue par certains auteurs (Carpenter), est dans tous les cas contestable. Nous ne connaissons rien de plus irrationnel, rien de plus nuisible que l'usage, si répandu aujourd'hui, de l'alcool à jeun. A l'état de vacuité, l'estomac est beaucoup plus sensible que lorsqu'il renferme des aliments; l'alcool est alors plus rapidement absorbé, et ses effets toxiques se manifestent plus vite et avec plus d'intensité. Nous voudrions aussi faire entrer dans l'esprit de nos ouvriers que tous ces petits verres ne peuvent en aucune façon remplacer la nourriture. La viande est le véritable aliment du travail, et l'excitation factice provoquée par les liqueurs fortes sert tout au plus à dissimuler pendant quelque temps l'épuisement général du corps. « L'eau-de-vie, par son action sur les nerfs, permet à l'ouvrier de réparer la force qui lui manque aux dépens de son corps, de dépenser aujourd'hui ce qui, dans l'ordre naturel, n'aurait dû être dépensé que demain ; c'est comme une lettre de change tirée sur sa santé, et qu'il lui faut toujours renouveler ne pouvant l'acquitter faute de ressources. Il consomme son capital au lieu de ses intérêts ; de là, inévitablement, la banqueroute de son corps » (Liebig) (1).

Trop souvent, d'ailleurs, l'alcool n'est pas le seul principe nuisible contenu dans les boissons spiritueuses. La sophistication se pratique aujourd'hui sur une grande échelle, et beaucoup d'industriels ne craignent pas d'ajouter à ces liqueurs des substances, quelquefois très-dangereuses, pour en changer le goût ou en modifier la couleur. Le vin que l'on vend chez les détaillants se compose d'alcool, de matières colorantes, d'eau et d'une très-petite quantité de vin naturel (Bouchardat). La petite bière est une décoction de buis légèrement acidulée ; on ajoute à l'absinthe du sulfate de cuivre et des substances vénéneuses ; aux vins, de la litharge, de la céruse, de l'alun, du carbonate de potasse ; aux eaux-de-vie, de l'acétate de plomb, du poivre, de la pyrèthre, de l'ivraie, etc. (Fournier) (2). Sur 35 échantillons d'esprits et d'eaux-de-vie, débités à vil prix dans les faubourgs de Rouen, et saisis par la police, 21 contenaient de l'acide sulfurique et 5 de l'acide acétique.

D'autre part, il se fabrique maintenant une grande quantité d'eaux-de-vie de grains et de pommes de terre. Ces esprits contiennent une certaine proportion d'alcool amylique, dont l'action est beaucoup plus puissante que celle de l'alcool ordinaire. Les recherches de Furst, confirmées par les expériences que M. Cros, de Strasbourg, a faites sur les animaux, sur lui-même et sur quelques-uns de ses amis, démontrent que la puissance toxique de l'alcool amylique est dix fois plus considérable que celle de l'esprit de vin.

(1) Liebig, Nouvelles lettres sur la chimie, trad. Gerhard.
(2) A. Fournier, art. Alcoolisme. in Nouveau Dict. de méd. et chir. prat.

Qu'on joigne à cette action puissante la modicité des prix auxquels on livre ces esprits, et on ne s'étonnera plus du degré d'abrutissement et de la léthalité terrible qu'on observe parmi les populations qui en font presque exclusivement usage.

ACTION DE L'ALCOOL SUR L'ORGANISME.

L'application de l'acool sur la peau saine et sans solution de continuité ne donne lieu qu'à une sensation de froid due à son évaporation rapide. A la surface des plaies, et partout où l'enveloppe épidermique fait défaut, l'alcool fait rétracter les capillaires et détermine un sentiment de cuisson quelquefois très-douloureux. C'est ce qu'on voit tous les jours dans les services de chirurgie où les pansements à l'alcool sont en usage. Sur la conjonctive, l'esprit de vin produit une irritation instantanée; dans la bouche, il a une saveur *brûlante:* injecté dans les veines, à un degré de concentration assez élevé, il coagule l'albumine et donne lieu à des thromboses et à des embolies rapidement mortelles (Gubler) (1).

Introduit dans l'estomac, à dose modérée et passablement dilué, il provoque une douce chaleur et une excitation légère, qui ne sont pas sans influence sur le travail digestif. A haute dose et trop concentré, il irrite au lieu d'exciter, il coagule le mucus (Gubler) et gêne la digestion, s'il ne la suspend pas complètement. Ces deux actions contraires ont été exprimées de la manière suivante, par M. Claude Bernard (2): « L'alcool très-dilué excite utilement les sécrétions salivaires, gastriques et intestinales; à haute dose et très-concentré, il les diminue ou les supprime. » En même temps, les effets de l'alcool se font sentir dans tout l'organisme : tantôt c'est une simple excitation de l'appareil circulatoire et du système nerveux, tantôt c'est l'ivresse sous ses diverses formes, depuis sa nuance la plus légère jusqu'à l'anéantissement complet de toutes les facultés, le coma et la mort. Que devient l'alcool dans l'organisme? La question n'est

(1) Gubler, Commentaires du Codex medicamentarius.

(2) Cl. Bernard. Leçons sur les substances toxiques et médicamenteuses.

pas encore complètement résolue. Jusqu'à ces dernières années, la théorie de Liebig avait régné sans partage. L'alcool, d'après cet auteur, est un aliment respiratoire ; il se transforme dans l'économie en divers autres produits, qui ont pour dernier terme l'eau et l'acide carbonique. Acceptée par Longet, Béclard, Wœlher, Tiedeman, la théorie de Liebig a trouvé une nouvelle confirmation dans les expériences de MM. Bouchardat et Sandras (1). Ces savants ont distillé du sang d'animaux alcoolisés, et même du sang tiré de la veine d'un homme en état d'ivresse. Le produit de la distillation exhalait une odeur alcoolique, mais ils n'ont jamais pu obtenir de l'alcool en nature. Ils ont donc posé les conclusions suivantes : « Sous l'influence de l'oxygène introduit dans l'économie par la respiration, l'alcool peut être immédiatement converti en eau et en acide carbonique ; mais, dans plusieurs de nos expériences, nous avons trouvé un produit intermédiaire de sa combustion, l'acide acétique. L'alcool et les produits qui en dérivent disparaissent rapidement de l'économie. »

L'odeur alcoolique, dégagée par divers organes de sujets morts en état d'ivresse, avait été signalée depuis longtemps (Tardieu). Ogston, en 1842, assurait même avoir trouvé dans les ventricules du cerveau d'une femme morte en état d'ivresse, quatre onces d'une sérosité avant, dit-il, les caractères physiques de l'alcool. Mais, en somme, les expérimentateurs les plus habiles n'avaient jamais pu retirer de l'alcool en nature : Mialhe, Wœhler, Royer-Collard, Bouchardat l'avaient vainement cherché dans la sueur et dans l'urine.

En 1860, parut le remarquable travail de MM. Lallemand, Perrin et Duroy, sur le rôle de l'alcool et des anesthésiques dans l'organisme. Après de nombreuses expériences, ces auteurs, attaquant de front la vieille théorie, posèrent les conclusions suivantes : « L'alcool n'est pas un aliment, il n'est ni transformé, ni détruit dans l'organisme ; il est éliminé sans subir de modifications. Nous l'avons retiré en quantité notable du sang, du cerveau et de l'urine, au moyen de la distillation. On le

(1) Bouchardat et Sandras, Annales de chimie et de physique, t. XXI, 1847.

trouve en quantité plus grande dans le foie et l'encéphale que dans les autres organes. »

Ainsi donc, pour ces derniers auteurs, l'alcool est absorbé en nature ; une petite quantité seulement peut, sous l'influence du suc gastrique, se transformer en acide acétique ; mais cette action n'a lieu que dans l'estomac et cesse dès que l'alcool a pénétré dans le torrent circulatoire. Cet acide acétique expliquerait l'acescence si désagréable qui caractérise les éructations et les produits du vomissement après l'ingestion de boissons spiritueuses. La presque totalité de l'alcool traverse nos organes sans subir aucune transformation : son rôle est purement physique.

Le travail de MM. Lallemand, Perrin et Duroy a fait faire à la science un progrès considérable. Le passage de l'alcool en nature dans l'organisme, le contact de ce corps irritant avec nos tissus, son affinité d'élection pour les centres nerveux et le foie, son séjour plus ou moins long dans l'économie, tout cela rend parfaitement compte des troubles passagers qui surviennent pendant l'ivresse aiguë et des désordres irrémédiables qui sont la conséquence de l'ivresse chronique.

Cependant leurs conclusions ne sont pas inattaquables. Dans toutes leurs expériences, ils n'ont pu retirer qu'une petite quantité de l'alcool ingéré. Aussi, il est généralement admis aujourd'hui que, si une partie de l'alcool est éliminée en nature, l'autre partie se transforme en divers autres produits.

Les deux théories se complètent ainsi l'une l'autre, apportant chacune leur part de vérité.

On n'est pas non plus d'accord sur le rôle de l'alcool dans la nutrition. On sait seulement d'une manière positive qu'il diminue l'acide carbonique exhalé. Liebig le considère comme un aliment pouvant remplacer les sucres et substances amylacées. Par ses oxydations, il diminue le travail de désassimilation et arrête la combustion des aliments respiratoires : c'est un antidéperditeur. L'obésité de certains ivrognes et l'accumulation de graisse dans leurs organes trouveraient dans ce fait une explication satisfaisante. Pour MM. Lallemand, Perrin et Duroy, il n'agit que par sa présence : c'est un excitant susceptible d'entretenir l'énergie fonctionnelle sans éprouver de métamorphose. M. le professeur Gubler propose de le ranger dans la classe des agents qu'il appelle *dynamophores*, à côté du café, du thé et de l'oxygène allotropique.

L'alcool est très-rapidement absorbé par les veines de l'estomac et de l'intestin. MM. Bouchardat et Sandras (1) ont fait l'expérience suivante : on donna à un chien vigoureux une soupe additionnée de 150 gr. d'alcool et de 50 gr. d'huile. Il avala sans difficulté, et fut sacrifié deux heures après ce repas. L'estomac ne renfermait plus qu'une petite quantité d'alcool. Les matières qu'il contenait en donnèrent à peu près 1 gr. à la distillation. Les intestins n'en contenaient pas : le chyme n'accusait pas la moindre odeur alcoolique ; on n'en trouva pas dans le chyle, tandis qu'on en trouva une notable proportion dans le sang de la veine porte. C'est donc par les veines de l'estomac et de l'intestin que se fait l'absorption de l'alcool. Certaines substances paraissent avoir la propriété de retarder cette absorption ; de ce nombre sont les graisses, l'huile, les choux, l'urine (?). Au dire de Plutarque, un médecin familier de Drusus avait l'habitude d'avaler cinq ou six amandes avant de se mettre à table ; ce statagème lui permettait de boire beaucoup plus que les autres courtisans du prince. De nos jours même, certains buveurs anglais avalent un verre d'huile avant leurs libations afin de les rendre plus copieuses.

Dans des cas exceptionnels, l'absorption de l'alcool peut se faire par la muqueuse pulmonaire, par les membranes séreuses, par la peau privée de son épiderme.

Tout en excitant la chaleur périphérique, une forte dose d'alcool produit une diminution considérable de la chaleur intérieure, ainsi que le prouve le thermomètre introduit dans le rectum. Ce fait, déjà signalé en 1848, par MM. Duméril et Demarquay (2), a été confirmé depuis peu par MM. Lallemand, Perrin, Magnan, etc. Ce dernier auteur a cité le cas très-curieux d'une femme qui, en 1869, fut transportée à la Pitié, dans le service de M. le Dr Peter, en pleine ivresse comateuse, après avoir passé la nuit à la pluie et au froid. La température prise avec soin ne donna que 26° à l'aisselle et au vagin. Le passage de l'alcool à travers le foie et

(1) Bouchardat et Sandras, loc. cit.
(2) Duméril et Demarquay. — Rech. expér. sur les anesthésiques, 1848.

les reins excite ces organes et augmente la sécrétion biliaire et la diurèse. Il s'élimine par les reins, par la surface pulmonaire et par la perspiration cutanée. Les médecins du Val-de-Grâce disent que les poumons en éliminent pendant 8 ou 10 heures après l'absorption, et les reins pendant 14 heures.

Le sang des individus morts en état d'ivresse contient souvent un nombre considérable de petits points brillants qui ne sont que des corpuscules de graisse. Quelquefois aussi on trouve dans le sang des ivrognes des granulations pigmentaires, qui paraissent être des débris de globules rouges. Quand ces granulations se déposent en grand nombre dans la peau, elles constituent la « mélanodermie. »

CHAPITRE II.

Ivresse. — Accidents de l'ivresse.

..... Hominem cum vini vis penetravit
Acris et in venas discessit diditus ardor;
Consequitur gravitas membrorum; præpediuntur
Crura vacillanti, tardescit lingua, madet mens,
Nant oculi, clamor, singultus, jurgia gliscunt.
(LUCRÈCE, De natura rerum.)

IVRESSE.

Le mot ivresse dérive, suivant quelques auteurs, de ὕβρις injure, insolence ; d'autres le font dériver du mot ivraie (lolium temulentum), à cause de l'ivresse particulière que produit cette plante.

Il existe une foule de définitions de l'ivresse. Nous la définirons avec les auteurs du Compendium de médecine :

« *Un empoisonnement déterminé par l'alcool et caractérisé par le trouble de l'intelligence, des sens et de la contraction musculaire.* » Monneret et Fleury.

Ivresse chez les animaux. — De nombreuses expériences faites sur les animaux (Magnan) (1) ont permis de suivre pas à pas les effets toxiques de l'alcool à différentes doses. Lorsqu'on fait prendre à un chien une petite quantité d'alcool, on voit se produire presque aussitôt des phénomènes d'excitation. Le cœur de l'animal bat plus vite, ses mouvements respiratoires s'accélèrent, ses yeux brillent ; le thermomètre accuse une augmentation de température. Si on augmente la dose du poison, on assiste à de nou-

(1) Magnan, Recueil de médecine vétérinaire, mai 1871.

veaux phénomènes. Le chien titube, ses pattes de derrière s'entrecroisent; elles faiblissent tour à tour, le corps s'incline à droite ou à gauche suivant les mouvements du membre pelvien. A une période un peu plus avancée de l'intoxication, le train postérieur tout entier est frappé de paralysie, les pattes de derrière traînent par terre et le pauvre animal s'avance péniblement sur ses pattes de devant.

Enfin, lorsque la dose d'alcool est très-considérable, le chien tombe dans le coma le plus profond ; tous ses membres sont dans la résolution; si on le soulève, il retombe comme une masse inerte. Les sens sont abolis, l'analgésie et l'anesthésie sont complètes, on peut le torturer sans réveiller sa sensibilité. Il n'est pas rare alors de voir survenir des vomissements et des évacuations alvines.

L'habile expérimentateur que nous avons cité plus haut, a également démontré que tous les chiens fortement alcoolisés sont plus ou moins sujets à de véritables accès de délire, à des hallucinations ; qu'ils sont souvent atteints de troubles digestifs et que tôt ou tard ils succombent à des accidents aigus ou chroniques tout à fait semblables à ceux que l'on observe chez les hommes qui ont longtemps abusé des boissons spiritueuses.

Ivresse chez l'homme. — L'ivresse chez l'homme suit la même gradation que chez les animaux. Selon la dose d'alcool ingéré, les facultés sont exaltées, perverties ou complètement abolies. De là, trois degrés dans l'ivresse. Premier degré : ébriété légère ou surexcitation fonctionnelle ; deuxième degré, ivresse confirmée; troisième degré, ivresse comateuse ou apoplectique (Gubler).

PREMIER DEGRÉ. — *Ivresse légère.* — Le premier degré de l'ivresse n'est pas, à proprement parler, du ressort de la pathologie ; il ne produit qu'une exagération fonctionnelle qui, si elle n'est pas poussée au-delà des bornes de la raison, et chez les personnes ordinairement sobres, n'a rien de contraire aux lois de l'hygiène et de la morale. Sous son influence, le pouls s'accélère, la température s'élève, la respiration devient plus fréquente, le visage s'anime, le regard s'allume. On se sent plus fort, plus agile, la puissance génésique semble considérablement augmentée. En même temps, les glandes sudoripares et les reins secrètent avec plus d'abondance. Le cerveau est légèrement congestionné et la présence de l'alcool dans cet organe semble quelquefois être utile au développement des facultés intellectuelles. Le champ de l'idée s'agrandit, la volonté s'affirme davantage, la parole est plus facile, la répartie plus prompte et plus vive. Ce bien-être passager, provoqué par le vin, nous explique pourquoi tous les poètes épicuriens, depuis Anacréon jusqu'à Musset et Béranger, ont chanté l'ivresse et ses bienfaits.

Les médecins, de leur côté, en ont fait les tableaux les plus charmants : « Sous son influence, dit M. le professeur Gubler, les forces se raniment, un sentiment de bien-être et d'alacrité s'empare de l'individu qui sent doubler sa puissance musculaire et sa virilité. Cette exaltation s'accompagne d'une gaieté loquace et expansive. Heureux, il devient indulgent pour le monde extérieur et pour ses semblables auxquels il prodigue des marques de tendresse et d'amitié. »

Nous croyons qu'il est plus rationnel d'admettre qu'elle exalte nos défauts comme nos qualités : l'homme naturellement bon peut devenir meilleur, le méchant peut devenir pire. Dans tous les cas, nous considérons le premier degré de l'ivresse comme une fâcheuse prédisposition. Le bien-être qu'il procure à certaines personnes est pour elles une tentation continuelle. Toutes les occasions sont bonnes alors pour se procurer les mêmes jouissances ; ce qui n'arrivait que par hasard finit par devenir habituel et, peu à peu, on arrive à boire beaucoup plus que ne le comportent les règles de l'hygiène. Beaucoup d'alcooliques n'ont pas commencé autrement. D'ailleurs si l'ébriété légère n'a par elle-même que peu de gravité, l'ivresse confirmée est à tous les points de vue un état grave ; or, la pente qui les sépare est si glissante qu'on n'est jamais sûr de s'arrêter à temps ; le meilleur moyen pour ne pas tomber dans le second degré de l'ivresse, c'est d'éviter le premier.

DEUXIÈME DEGRÉ. — *Ivresse confirmée.* — Le second degré de l'ivresse donne lieu à des troubles de l'intelligence, des sens et e la motilité.

TROUBLES DE L'INTELLIGENCE.

Dans les premiers instants qui suivent la période d'exaltation et sous le coup de libations nouvelles, l'homme raisonne encore, mais déjà on remarque un certain trouble dans ses idées. La parole s'embarrasse, il hésite; la confusion se met dans son langage et l'excentricité dans ses discours. On voit alors des hommes ordinairement pleins de réserve professer les opinions les plus étranges; on voit des personnes réputées de bon sens émettre les théories les plus fausses.

Bientôt, les désordres se confirment davantage, ce n'est plus qu'un bavardage inepte, des phrases sans ordre et sans suite. L'homme n'a plus conscience de ses paroles ni de ses actes. Il chante des chansons obscènes, il se fait gloire de ses vices, il perd tout sentiment de pudeur et de convenance. Les secrets de la famille, les mystères du lit conjugal, tout est dévoilé, tout est livré à la risée publique. Montaigne avait bien raison de le dire : « Il n'est pas de pire estat pour l'homme que celui où il perd la cognoissance et le jugement de soy. »

Au reste, le caractère de ces troubles psychiques est assez variable. Il y a des gens qui ont, comme on dit vulgairement, le *vin mauvais*. L'ivresse les rend méchants, querelleurs, insolents envers tout le monde. Ils se fâchent à tout propos, ils ont continuellement l'insulte et la menace à la bouche. Leur brutalité est si grande qu'ils deviennent un objet d'effroi pour tous ceux qui les approchent.

D'autres ,au contraire, se font remarquer par une *gaieté* extraordinaire, ils ont sans cesse le sourire sur les lèvres. Rien ne les fâche. Ils chantent tout le répertoire bachique ; ils ne vous font grâce d'aucun vieux jeu de mots. Puis, viennent les histoires grivoises, les plaisanteries bouffonnes, les petits scandales vrais ou inventés à propos. L'avenir s'ouvre devant eux riant et plein de charmes, ils forment mille projets plus beaux les uns que les autres.

Il en est d'autres enfin que l'ivresse rend *tristes* et *mélancoliques*. Ils se tiennent à l'écart, sombres et taciturnes ; l'accablement et la peur sont peints sur leur visage. S'ils parlent, c'est pour raconter leurs malheurs ; la fortune a été pour eux une marâtre, rien ne leur a réussi. Ils voient tout en noir : des ennemis imaginaires les entourent et leur tendent des piéges ; leurs amis les trahissent, leur femme les trompe. Ils pleurent. Quelquefois aussi, la superstition s'empare de leur pauvre cerveau malade, et alors la moindre chose les glace de terreur. Le chant d'un oiseau nocturne, le son d'une cloche, le souffle du vent, tout devient pour eux du plus fâcheux présage.

Ces désordres intellectuels sont d'autant plus frappants que, beaucoup d'hommes se livrent à des actes et tiennent des propos en contradiction complète avec leur manière d'agir habituelle. Tel qui, à l'état normal, est poli, doux, bien élevé, devient tout à coup, sous l'influence de l'ivresse, insolent, colère, grossier; tel autre, ordinairement chaste et vertueux, se montre impudique, libertin. Ce n'est pas là, comme on l'a dit bien souvent, une confirmation du vieil adage, *in vino veritas*, c'est une conséquence du trouble apporté par l'alcool dans les fonctions intellectuelles. L'homme en état d'ivresse avancée n'est plus *compos suî* ; il n'a presque plus conscience de ses rapports avec le monde extérieur, ses paroles et ses actes sont le résultat d'une conception délirante. Il ne faut donc pas s'étonner de le voir agir et parler contrairement à ses principes, et il y aurait injustice à conclure qu'un homme est dépravé par cela seul qu'il a tenu, pendant l'ivresse, des propos indécents. L'adage cité plus haut n'est donc vrai que pour certains cas d'ivresse légère, et nous considérons comme absurde et immorale l'habitude qui régna longtemps en Languedoc, et qui consistait à faire subir l'épreuve du vin au fiancé qu'un père destinait à sa fille, afin de mieux connaître son caractère.

TROUBLES PHYSIQUES.

Les troubles physiques subissent la même gradation que ceux de l'intelligence. L'action musculaire échappe peu à peu à la volonté. Chez l'homme, comme chez les animaux, la défaillance se manifeste d'abord dans les membres inférieurs ; les mouvements sont difficilement coordonnés, la marche est chancelante, les pas sont mal assurés. Ce même défaut de coordination se manifeste bientôt dans les membres supérieurs. Les mouvements des bras et des mains sont saccadés, c'est une série irrégulière de contractions et de relâchements musculaires qui rendent toute précision impossible. Aussi les hommes ivres saisissent-ils très-maladroitement les objets dont ils veulent s'emparer ; quand leur verre est plein, ils renversent une partie du contenu et ont toutes les peines du monde à le porter jusqu'à la bouche; quelquefois même il leur échappe des mains. En même temps la figure se congestionne, les artères du cou battent avec force, les yeux sont fixes ou errent à l'aventure, la figure prend une expression stupide et hébétée. La voix rauque ne fait plus entendre que des mots sans suite et des sons inarticulés, les oreilles tintent. Il n'est pas rare de voir la lèvre inférieure tomber et laisser échapper de la bouche de la bave avec un peu d'écume, comme chez les épileptiques. Presque toujours un besoin irrésistible de sommeil se fait alors sentir, et, comme si la nature offensée voulait baisser un voile sur cet humiliant tableau, les paupières se ferment malgré tous les efforts que fait l'ivrogne pour les tenir ouvertes. Il s'établit une véritable lutte entre le corps qui, obéissant aux lois de la pesanteur, cherche l'horizontale et l'esprit qui veut maintenir la perpendiculaire : lutte géométrique qui imprime à la marche de l'homme ivre une allure caractéristique et dans laquelle la matière est souvent victorieuse. Dans ce cas l'homme s'affaisse et tombe sous la table, dans la rue, sur la route, heureux encore si une main secourable vient le soustraire aux nombreux dangers qui l'environnent. Très-souvent aussi l'estomac s'insurge à sa manière contre la surcharge qui lui a été imposée, et il se contracte avec violence jusqu'à ce qu'il ait expulsé une partie plus ou moins considérable des matières qu'il contient.

Troisième degré. — *Ivresse comateuse ou apoplectique* (Gubler). — L'ivresse comateuse est caractérisée par l'abolition complète du mouvement, du sentiment et de la volonté. Elle survient lorsque la dose d'alcool absorbé a été très-considérable, ou bien lorsque, quoique en moindre quantité, elle a été prise par une personne peu habituée aux boissons spiritueuses. L'homme n'est plus alors qu'une masse inerte, il est *ivre-mort*. Les mouvements respiratoires sont lents, difficiles ; la figure se décompose, la bouche est remplie d'écume, tout annonce une congestion violente des centres nerveux. On observe en même temps une dilatation de la pupille et une diminution considérable de la température. Le pouls est lent et misérable, l'analgésie et l'anesthésie sont plus ou moins complètes. Les muscles sont dans la résolution, les sphincters se relâchent ; les matières fécales et l'urine sortent de leurs réservoirs naturels et viennent s'ajouter aux produits du vomissement pour former un mélange ignoble et infect qui souille les vêtements et le corps du malade.

L'anesthésie peut être complète, absolue. Les traumatismes les plus considérables, les opérations les plus douloureuses ne parviennent pas à réveiller la sensibilité. Tout le monde connaît l'histoire de cet homme trouvé ivre sur la voie publique et que Blandin amputa d'une cuisse, sans qu'il en eût connaissance.

Une autre femme, citée par Deneux, accoucha naturellement en état d'ivresse sans en avoir conscience.

Enfin, beaucoup de rebouteurs n'ont dû leurs succès dans la réduction des différentes luxations qu'à l'ivresse dans laquelle se plongeaient leurs clients pour amener la résolution musculaire.

L'expérience suivante de MM. L. Lallemand et Perrin (1), rend parfaitement compte de ce fait remarquable :

« Mettant à nu, disent-ils, la moelle épinière et les nerfs chez un animal en état d'ivresse, on peut s'assurer en irritant, en piquant, en broyant même le tissu nerveux, que l'alcool, tant qu'il séjourne en quantité suffisante, abolit la sensibilité et la motricité des nerfs et les propriétés excito-motrices de la moelle, en commençant par la queue du cheval pour aboutir au moment de la mort à la moelle allongée. »

Cette expérience nous explique également pourquoi la défaillance musculaire commence par les membres inférieurs chez l'homme comme chez les animaux.

(1) Lallemand, Perrin et Duroy, loc. cit.

Ivresse convulsive ou furieuse. — Quelques auteurs décrivent sous ce nom une quatrième forme d'ivresse, qui rend l'homme semblable à une bête féroce. « Son regard est farouche, dit Percy (1), ses yeux étincellent, ses cheveux se hérissent, ses gestes sont menaçants. Il grince des dents, crache à la figure des assistants, et ce qui rend le tableau plus hideux encore, il essaie de mordre ceux qui l'approchent, imprime les ongles partout, se déchire lui-même, si ses mains sont libres, gratte la terre, s'il peut s'échapper, et pousse des hurlements épouvantables. Alors l'homme s'il est malheureusement seul, peut se précipiter par la fenêtre, et se blesser dangereusement en se roulant sur le pavé ou se heurtant la tête contre les murs. »

Percy a observé dix-huit cas d'ivresse furieuse; M. Lancereaux a observé des cas semblables dans les hôpitaux de Paris; MM. Lallemand et Perrin en citent aussi plusieurs cas, principalement chez des militaires. Malgré l'appareil symptomatique effrayant qui la caractérise, l'ivresse furieuse se termine presque toujours d'une manière favorable. Les excès de vin nouveau et surtout d'eau-de-vie de grains et de genièvre paraissent y prédisposer.

C'est, dit-on, pendant un accès de cette espèce qu'Alexandre le Grand tua son meilleur ami Clitus.

ANATOMIE PATHOLOGIQUE.

Chez les individus morts en état d'ivresse, la muqueuse stomacale est rouge, injectée; on y trouve parfois de petites ecchymoses et des hémorrhagies superficielles ou sous-muqueuses. L'intestin présente aussi une injection variable mais qui ne dépasse pas ordinairement le duodénum.

Le foie et la rate sont hypéremiés. La membrane interne du cœur et des gros vaisseaux est colorée par un sang noir mêlé de caillots. Le cerveau et le contenu des ventricules exhalent quelquefois une odeur alcoolique. Les sinus de la dure-mère renferment une grande quantité de sang noir ; les vaisseaux de la pie-

(1) Percy, Dictionnaire des sciences médicales, t. XXVI.

mère et de la substance cérébrale sont fortement injectés. Souvent aussi on trouve une hémorrhagie méningée ou une apoplexie cérébrale.

Les poumons offrent à peu près les mêmes altérations. Ces organes ont une teinte rouge foncé, presque noire. A la coupe, il s'en dégage une sérosité rougeâtre, spumeuse; ils sont crépitants et surnagent dans le liquide. Souvent enfin, on trouve un ou plusieurs foyers apoplectiques.

Il est permis d'avancer, dit M. le professeur Tardieu (1), que dans la mort survenue rapidement dans l'état d'ivresse, l'apoplexie pulmonaire et surtout l'apoplexie méningée sont des lésions sinon constatées, du moins extrêmement fréquentes et presque caractéristiques.

Mécanisme de l'ivresse.—Brodie (2) et après lui W. Marcet, avaient cherché à démontrer que l'absorption de l'alcool n'était pas nécessaire pour produire l'ivresse. Orfila et Carpenter ont également soutenu cette opinion. Pour ces auteurs, l'alcool agirait directement sur les nerfs de l'estomac, qui à leur tour impressionneraient le cerveau et provoqueraient ainsi les phénomènes ébrieux Magendie et Ségalas ont démontré que le passage de l'alcool dans le sang et son action directe sur les cellules nerveuses sont indispensables pour produire l'ivresse. Quant à l'action spéciale que l'alcool exerce sur l'élément nerveux, on n'est pas encore d'accord. Les médecins du Val-de-Grâce admettent que l'alcool respecte la structure du nerf tout en abolissant sa fonction ; d'autres (Roudanouski) prétendent que, comme l'opium et le chloroforme, l'alcool modifie la myéline qui, au lieu de prendre la forme amorphe, prend l'aspect de petits corpuscules brillants.

Dans des cas exceptionnels l'alcool absorbé par une voie autre que la muqueuse digestive peut produire l'ivresse.

A. *Muqueuse pulmonaire.* — Les cas d'ivresse survenant à la suite d'un séjour prolongé dans une cave ou un cellier où l'on transvase les vins, ne sont pas rares. Mesnet cite le cas d'un né-

(1) A. Tardieu, Annales d'hygiène et de médecine légale, t. XL.

(2) Brodie. In Journal de médecine de Boyer, 1813.

gociant en esprits qui, logeant au-dessus de ses magasins, éprouvait chaque nuit des symptômes d'ivresse dus au passage des vapeurs alcooliques à travers les fentes du plancher. Cet homme, qui ne faisait d'ailleurs aucun excès de spiritueux, fut pris au bout de six ou huit mois des phénomènes les plus graves de l'alcoolisme (Fournier).

B. *Surface des plaies.* — M. le Dr Chedevergne, de Poitiers, en a rapporté une observation très-intéressante prise à l'hôpital des Cliniques en 1863, dans le service de M. le professeur Nélaton. Le malade dont il s'agit était pansé tous les jours avec un demi-litre d'eau-de-vie, ce qui provoqua chez lui une ivresse comparable à celle qui suit l'ingestion de l'alcool dans l'estomac. (Thèse de B. Anger, 1872).

C. *Surface cutanée.* — Racle (1) admet comme rigoureusement possible l'ivresse produite par l'absorption de l'alcool par la peau à la suite de l'application de compresses d'eau-de-vie camphrée sur le front, mais dans des circonstances exceptionnelles, telles que l'état de convalescence, de délicatesse du sujet, etc.

D. *Membranes séreuses.* — On a cité des cas d'ivresse à la suite d'injections de vin ou de teinture d'iode dans la tunique vaginale. Rayer a provoqué l'ivresse comateuse chez des lapins en leur injectant 4 gros d'alcool dans la cavité péritonéale. Enfin M. le professeur Goubaud d'Alfort a injecté 2 litres de teinture d'iode dans le péritoine d'un cheval entier ruiné et destiné à l'abattoir. Quelques heures après, ce même cheval saillissait une jument placée dans son écurie et à laquelle il n'avait jamais fait attention.

INVASION.

L'invasion plus ou moins rapide de l'ivresse ne dépend pas seulement de la quantité et de la qualité des liqueurs ingérées,

(1) Racle, Thèse de concours, 1860.

elle dépend aussi de l'âge, du sexe, du tempérament, du plus ou moins d'assuétude aux boissons spiritueuses, de l'état de vacuité ou de plénitude de l'estomac, du changement de température, de diverses causes morales et de certains états pathologiques.

Il est généralement admis que le mélange de vins de divers crus et de diverses couleurs est favorable à l'ivresse. On pourrait en dire autant du mélange de boissons de nature différente. Les enfants, les femmes et les personnes peu habituées à boire, s'enivrent très-vite; l'ivresse, au contraire, se déclare beaucoup plus tard chez les buveurs endurcis.

Le froid a aussi une grande influence sur l'invasion de l'ivresse. Des hommes, qui dans l'atmosphère chaude d'une salle à manger, ne paraissaient que légèrement émus, peuvent devenir tout à coup ivres, si une affaire quelconque les appelle au dehors. Cette action du froid s'explique très-bien si l'on songe au mode d'élimination de l'alcool. Une grande quantité s'échappe par la perspiration cutanée ; le froid, supprimant cette transpiration, l'alcool perd une de ses voies d'élimination et l'ivresse se déclare.

Au nombre des causes qui peuvent favoriser l'invasion de l'ivresse, nous devons citer encore les discussions animées, les colères violentes, les rixes et, en général, tout ce qui à l'état normal produit déjà une vive excitation.

Nous devons signaler ici la tolérance remarquable pour les boissons alcooliques que l'on observe dans certaines affections. Le dipsomane, par exemple, n'est jamais rassasié ; il supporte sans s'enivrer des quantités considérables de liqueurs. Morel cite le cas d'une jeune fille hystérique qui pendant plus d'un mois absorba un litre d'eau-de-vie par jour sans donner aucun signe d'ivresse.

L'état de grossesse et les perturbations menstruelles peuvent aussi quelquefois provoquer la même tolérance.

DURÉE ET TERMINAISON.

L'ivresse se juge ordinairement par une transpiration abondante et un sommeil qui ne dure guère que quelques heures dans les cas légers, mais qui, dans les cas graves, peut se prolonger pendant 12, 24 et même pendant 48 heures. Aristote affirme qu'elle se prolongea pendant 80 jours chez le fameux Denys, tyran de Syracuse. Malgré l'autorité du grand historien, nous pensons que le despote dont il parle avait soin de la renouveler tous les jours.

Dans les cas légers, l'ivresse n'est suivie que d'un peu de malaise et de sécheresse des premières voies, qui disparaissent assez rapidement; dans les cas plus graves, elle s'accompagne d'une série d'accidents dont nous parlerons un peu plus loin.

DIAGNOSTIC.

Ordinairement facile, le diagnostic de l'ivresse offre quelquefois des difficultés sérieuses. Toutes les maladies qui entraînent une perte subite de connaissance, telles que la congestion et l'hémorrhagie cérébrales, peuvent simuler la forme comateuse de l'ivresse. « Plusieurs fois, dit M. Tourdes, on a pris pour un homme ivre le blessé atteint de commotion ou de contusion du cerveau. L'erreur inverse a été commise. »

Il y a de plus une foule de substances qui, introduites dans l'organisme, produisent une ivresse semblable à l'ivresse alcoolique. Nous citerons l'opium, le haschich, l'aconit, la belladone, le datura stramonium, la jusquiame, l'ivraie enivrante, la ciguë, le protoxyde d'azote, etc.

On sait l'usage que faisaient des semences de datura les fameux *Endormeurs* du Midi pour troubler la raison des voyageurs et les dépouiller plus à leur aise. Souvent aussi par mégarde ou par ignorance, l'une des plantes citées plus haut peut être confondue avec une plante potagère, être mangée pour telle et donner lieu à un accès d'ivresse. C'est ce qui arriva aux bénédictins de Rinhow. Le frère cuisinier leur ayant servi une salade de jusquiame au lieu d'une salade de chicorée, il leur fut impossible, quand minuit sonna, d'aller à la chapelle pour chanter matines; ils étaient tous en état d'ivresse.

Dans tous ces cas, on devra chercher les éléments du diagnostic dans les commémoratifs, l'invasion et la marche des accidents, le genre de vie, l'âge et la profession du sujet. Ces divers renseignements, joints à l'odeur alcoolique qui se dégage toujours avec l'expiration pulmonaire de l'homme en état d'ivresse, suffisent ordinairement pour différencier l'ivresse alcoolique des divers cas qui peuvent la simuler.

On procède de même dans le cas d'ivresse simulée par des individus qui ont intérêt à faire croire que leurs actes ont été commis sous l'influence de l'ivresse.

TRAITEMENT.

L'ivresse légère ne réclame aucune indication thérapeutique. Le sommeil suffit ordinairement pour la dissiper. On pourra cependant donner une légère infusion de thé ou de café.

Les autres formes de l'ivresse sont quelquefois très-graves et réclament une intervention prompte. On ne se rend pas assez compte en général de la gravité de l'empoisonnement acoolique, et de malheureux ivrognes restent quelquefois plusieurs heures sur la voie publique sans que personne songe à leur porter secours. Certes, je ne puis pas être accusé d'une bien grande sollicitude pour la classe des alcooliques, et cependant je ne puis que protester contre cette coupable négligence et ce mépris de la vie humaine. « Chacun, dit M. de Gasté, doit venir en aide au malheureux, et tout homme éclairé par le sens commun le plus vulgaire ne doit voir dans l'ivresse qu'un état morbide qui réclame souvent d'aussi prompts secours qu'une attaque d'apoplexie. »

Dans l'ivresse convulsive ou furieuse, il faut d'abord mettre le malade dans l'impossibilité de se nuire à lui-même et de nuire aux autres, sans gêner bien entendu les mouvements respiratoires. On emploie en pareil cas la camisole de force ou, ce qui vaut mieux, le maillot de M. Magnan.

On tâchera en même temps d'activer l'élimination du poison par des boissons aqueuses en abondance; on favorisera la transpiration.

Le malade sera mis dans un lieu bien aéré. Si l'ivresse se prolonge et que les moyens précédents paraissent insuffisants, il faudra provoquer le vomissement, soit par l'eau tiède, soit par la titillation de la luette, soit, lorsqu'on ne peut faire autrement, par l'administration d'un vomitif. Si tous ces moyens échouent. on aura recours à la sonde œsophagienne.

L'ammoniaque et l'éther à la dose de 10 à 25 gouttes dans un verre d'une boisson aqueuse rendent quelquefois des services.

Enfin, dans les cas extrêmes, lorsque le coma est complet, les révulsifs sont indiqués ; affusions d'eau froide sur la tête, frictions sèches, lavements irritants, sinapismes. Si l'on craint une congestion cérébrale ou pulmonaire, il faut donner la préférence aux émissions sanguines, aux ventouses scarifiées, au marteau de Mayor.

On a aussi conseillé la respiration artificielle, et un médecin anglais, Samson, a, dans un cas très-grave d'ivresse apoplectique, pratiqué avec succès la trachéotomie.

Diverses causes physiques ou morales ont quelquefois suffi pour dissiper l'ivresse. Une peur subite, la vue d'un supérieur, une émotion vive peuvent, en réveillant l'excitabilité nerveuse, produire ce résultat. Un coup, une blessure peuvent aussi par la douleur qui en résulte réveiller cette sensibilité et dégriser des individus. Enfin, il a suffi quelquefois à des marins de se plonger dans l'eau froide pour être complètement guéris; c'est un moyen que nous signalons, mais que nous n'oserions certainement pas conseiller.

De l'ivresse comme moyen thérapeutique. — Après tout ce que nous avons dit, ceci a l'air d'un paradoxe, et cependant nous devons nous incliner devant la grande autorité de M. le professeur Béhier (1).

Ce savant médecin a retiré quelquefois d'excellents résultats de l'ivresse, soit contre le tétanos, soit contre diverses hémorrhagies utérines très-graves.

Campbell a pu arrêter une hémorrhagie puerpérale épouvantable en administrant à sa malade un litre de rhum dans la journée.

(1) Béhier. Art. Alcoolisme thérap. in Dict. ency. des sciences médicales.

On a aussi cité l'heureuse influence de l'ivresse contre la rage (Béhier)., et contre la septicémie (G. Cyr).

Enfin, M. Faure (Gazette des hôpitaux, 1861) a rapporté le cas d'une femme atteinte de purpura et réduite à l'état le plus grave, dont il obtint la guérison en plongeant la malade dans un état permanent d'ivresse.

ACCIDENTS DE L'IVRESSE AIGUE.

Tel est, a dit Bichat, le mode d'existence des êtres vivants que tout ce qui les entoure tend incessamment à les détruire. Ce que le grand physiologiste a dit des êtres vivants en général, peut s'appliquer plus spécialement encore à l'homme. Un froid subit, un soleil trop ardent, une chute malheureuse, la morsure d'un reptile, suffisent pour détruire en quelques heures, en quelques minutes, cet agencement merveilleux d'atomes et de molécules qui constituent le corps humain. Et, comme si la nature n'avait pas assez largement distribué autour de nous les causes morbifiques, nous semblons souvent prendre plaisir à faire naître toutes les circonstances qui peuvent nous être funestes. Si la maladie ne vient pas à nous, nous allons à la maladie, justifiant ainsi cette parole si vraie d'un éminent professeur du Collége de France : « L'homme ne meurt plus, il se tue. (Flourens) »

L'état d'ivresse est une des prédispositions morbides les plus redoutables. Si, comme on le dit depuis longtemps, il y a un Dieu pour les ivrognes, il faut avouer qu'il a considérablement vieilli et qu'il se montre de plus en plus avare de ses faveurs. Le plus grand nombre des accidents qui arrivent journellement sur la voie publique, dans les chantiers, dans les usines, sont dus à l'ivresse. Tous les jours, dans les cliniques chirurgicales des hôpitaux de Paris, on apporte avec des fractures, des contusions, des plaies, des individus présentant encore des signes non douteux d'intoxication alcoolique. Depuis le commencement de cette année, nous avons pu constater plus de quarante fois ce fait dans le service de notre excellent maître, M. le professeur Dolbeau, à l'hôpital Beaujon. C'est, en effet, ordinairement après de copieuses libations qu'un faux mouvement précipite le cocher de son siége, le charpentier et le maçon de leur échafaudage; c'est aussi pour n'avoir pas été assez sobres que les ouvriers d'usine se font trop souvent broyer les membres par les engrenages et les roues des machines.

Quand on connaît le trouble profond que l'alcool apporte dans l'organisme, quand, d'un autre côté, on considère la précision et la sûreté de mouvements qui, sous peine des plus graves dangers, sont indispensables dans certains métiers, on est saisi d'effroi en voyant sortir de la taverne pour retourner à leur travail des ouvriers fortement excités par le vin ou l'eau-de-vie.

Mais c'est sans contredit les dimanches et les jours de repos que l'ivresse occasionne le plus d'accidents. Il est rare qu'il ne survienne pas quelque rixe entre des gens qui restent des journées entières au cabaret.

L'ivresse, nous l'avons déjà dit, rend insolent, provocateur; le moindre prétexte alors suscite une querelle; des paroles on en passe aux actes, les tables sont renversées, les bouteilles volent en éclats, les adversaires se précipitent l'un sur l'autre comme des bêtes furieuses, faisant arme de tout ce qui leur tombe sous la main. On a vu pendant ces scènes sauvages l'un des adversaires arracher à l'autre le nez ou d'autres parties de la face, lui crever les yeux, lui mutiler les organes génitaux. En 1868, on apporta à Lariboisière, dans le service de M. le professeur Verneuil, un homme qui avait eu la lèvre supérieure enlevée à belles dents par un de ses adversaires et qui, pour comble de malheur, avait par cette voie contracté la syphilis (Péronne) (1). Au mois de mars dernier, nous avons vu dans le service de M. le professeur Dolbeau, un jeune homme de 20 ans qui, après avoir copieusement bu avec un de ses camarades, eut une dispute avec lui, et finalement reçut un coup de couteau à l'angle interne de l'œil gauche.

Et qu'on ne croie pas que les ouvriers aient le triste privilége de ces actes de sauvagerie. Le champagne monte à la tête bien mieux encore que le *vin à douze*, et les salons de nos restaurants à la mode sont souvent le théâtre de scènes aussi brutales que celles

(1) Péronne, Thèse de Paris, 1870.

qui se passent dans les arrière-boutiques des marchands de vin de la barrière.

Ces quelques considérations montrent suffisamment combien doivent être nombreux et variés les accidents traumatiques de l'ivresse. Nous avons cité les principaux, tels que plaies de toute espèce, fractures, contusions, écrasements, luxations, etc. Nous verrons plus loin la gravité exceptionnelle des lésions traumatiques chez les ivrognes; quant à celles qui surviennent chez des individus en état d'ivresse non habituelle, les seules dont nous nous occupions en ce moment, il nous suffit de les avoir signalées, d'autant plus qu'au point de vue de leur marche et de leur terminaison, elles ne diffèrent pas sensiblement des mêmes lésions survenues en dehors de l'état d'ivresse.

Cependant, même chez les personnes ordinairement sobres, un traumatisme insignifiant survenu pendant l'ivresse grave peut être la cause plus ou moins directe d'accidents redoutables, la mort subite ou rapide, par exemple. Rœsch (Annales d'hygiène et de médecine légale, tome XX), dit qu'une chute, un coup sur la tête, ou une lésion mécanique quelconque, peut, si le sujet est ivre, donner suite à de véritables complications, telles qu'une apoplexie ou une hydrocéphalie rapidement mortelles.

La mort subite, en effet, n'est pas très-rare pendant l'ivresse Sans parler de cet ouvrier qui mourut subitement dans le service de M. Leudet, après avoir absorbé deux verres d'eau-de-vie concentrée, les annales scientifiques renferment de nombreux exemples de morts rapides pendant l'intoxication alcoolique aiguë. Devergie (Annales d'hygiène, t. XX) signale l'ivresse comme cause de mort subite dans 14 cas sur 40. Orfila, Christison, Royer-Collard et M. le professeur Tardieu signalent le même fait et en fournissent des observations.

OBSERVATION I.

(Tardieu, Annales d'hygiène, t. XL.)

Contusions. — Mort rapide. — Etat d'ivresse. — Apoplexie méningée.

Le sieur D..., à Charenton, étant de garde le 25 mai 1848, rentra au poste dans un état d'ivresse presque furieux qui exigea qu'on lui fît passer la nuit au violon. Le lendemain, il n'avait pas repris connaissance et transporté chez lui, il expira au bout de quelques heures. On avait remarqué sur le corps des traces de contusions, et les proches parents n'avaient pas hésité à attribuer la mort aux suites des coups et blessures qu'aurait reçus le sieur D.... L'autopsie ordonnée par la justice nous permit de constater que la mort n'était nullement le résultat de ces prétendues blessures, mais qu'elle avait été produite par un épanchement considérable de sang dans la grande cavité de l'arachnoïde et dans les ventricules.

OBSERVATION II.

(Devergie. Médecine légale et pratique.)

Contusions. — Mort subite. — Etat d'ivresse. — Congestions cérébrale et pulmonaire.

Dans une rixe, un homme en état d'ivresse est atteint de contusions légères au nez, au dos, et sur les côtés de la poitrine. Il succombe en moins de cinq minutes. Les experts appelés à résoudre la question de savoir si la mort n'a pas été la conséquence des blessures reçues, résument en ces termes cette savante discussion : « P... était ivre au moment où il s'est battu, il a été en proie à une violente colère ou à une forte émotion pendant lesquelles les congestions cérébrale et pulmonaire se sont opérées et la mort est survenue. Si P... n'eût pas été ivre, il y a tout lieu de croire qu'il n'aurait pas succombé. Si P... ne s'était pas battu, la mort ne serait pas arrivée. L'ivresse a été la cause prédisposante de la mort et la lutte la cause déterminante. »

Il résulte du témoignage des savants experts qui ont rédigé les deux observations précédentes que, dans la plus grande partie des cas semblables, l'empoisonnement alcoolique constitue la véritable cause de la mort, et que les lésions mécaniques ne jouent qu'un rôle secondaire. C'est aussi dans ce sens que la question médico-légale doit être résolue, car « tout ce qui ne dépend pas proprement de la nature de la blessure ne saurait être imputé à son auteur (Fodéré.) »

On a expliqué ces morts rapides de diverses façons. Il est évident d'abord que l'intoxication peut être poussée assez loin pour produire la mort sans lésion apparente à l'autopsie. Dans ce cas qui doit être assez rare, il faut admettre une abolition complète des fonctions cérébro-spinales, d'où arrêt des mouvements du cœur et de la respiration et, par suite, mort immédiate.

Mais le plus souvent, ainsi que le démontrent les autopsies de M. le professeur Tardieu, la mort est le résultat d'une congestion cérébrale ou pulmonaire, d'une hémorrhagie méningée ou d'un épanchement sanguin dans la masse encéphalique ou dans le parenchyme du poumon, lésions déterminées presque toujours par une cause externe. Voici quelle en est la pathogénie : L'ivresse s'accompagne d'une hyperémie générale ; tous les organes vasculaires se congestionnent, les veines sont gonflées ; la paroi délicate des capillaires résiste à peine à la pression intérieure. Qu'il survienne alors le moindre ébranlement, et les vaisseaux se rompent. Un coup sur la tête provoque l'hémorrhagie cérébrale, un coup sur le thorax détermine une apoplexie pulmonaire. Ces lésions se produisent avec d'autant plus de facilité que, très-souvent, on a affaire à des ivrognes dont le système vasculaire a subi la dégénérescence athéromateuse et se rompt par conséquent avec la plus grande facilité.

Le froid peut aussi dans quelques cas avoir une influence funeste sur la terminaison de l'ivresse. Dans la retraite de Moscou, tous les soldats qui abusèrent de l'eau-de-vie pour résister au froid périrent dans les neiges en proie à une ivresse comateuse.

Les détails dans lesquels nous venons d'entrer nous expliquent la fréquence relative des cas d'ivrognes trouvés morts sur la voie publique ou dans les postes de police.

Influence de l'ivresse sur les facultés intellectuelles. — La présence de l'alcool dans les centres nerveux détermine parfois une surexcitation assez forte pour donner lieu à de véritables accès de manie. L'un est en butte aux hallucinations, l'autre se livre à des actes contraires à la décence et à la morale ; un troisième se suicide. « L'ivresse, dit Brierre de Boismont (1), peut provoquer soit l'idée de suicide chez l'homme qui n'y était nullement enclin, soit la manie du vol, soit l'exaltation furieuse des désirs sexuels. » X..., par exemple, sur la probité duquel aucun soupçon ne peut être élevé, n'a pas plutôt bu qu'il se met à dérober tout ce qui lui tombe sous la main. Un autre quitte ses vêtements et

(1) Brierre de Boismont, Du suicide et de la folie du suicide, 1856.

poursuit femmes et hommes avec toutes sortes d'excentricités. Racle parle d'un buveur qui, pendant l'état d'ivresse, cherchait à s'arracher le scrotum. Arétée raconte que des jeunes gens ivres, croyant être sur un vaisseau assailli par la tempête, jetèrent par la fenêtre tous les meubles de la maison où ils se trouvaient et prirent pour des tritons et des dieux marins les soldats envoyés pour mettre fin à leur orgie. On a vu de vieux libertins en état d'ivresse embrasser avec passion des piliers de lanternes qu'ils prenaient pour leurs maîtresses, et leur adresser les discours les plns tendres et les plus pathétiques.

Cette manie transitoire n'est pas exclusive aux buveurs de profession ; on la rencontre aussi, plus souvent même, d'après quelques auteurs, à la suite d'excès non habituels. Rœsch et Contesse en citent des exemples.

Influence de l'ivresse sur les organes génitaux. — L'excitation génésique provoquée par les boissons spiritueuses ne dépasse pas ordinairement le premier degré de l'ivresse, et Ovide a pu dire avec raison :

> Vina parant animos veneri, *nisi plurima sumas ;*
> Nutritus vento, *vento restinguitur ignis.*

C'est, en effet, ainsi que les choses se passent ; après l'exaltation, la dépression, et, dans l'ivresse grave, l'impuissance absolue. L'empoisonnement alcoolique a des conséquences plus fâcheuses encore : non-seulement il porte plus ou moins d'obstacles à l'accomplissement de l'acte conjugal, mais de plus il peut imprimer une tache originelle au produit de la conception. De l'union de l'homme et de la femme doit résulter un petit être qui a d'autant plus de chances de vivre et d'arriver à un développement complet qu'il a été conçu dans de meilleures conditions. Tout état pathologique des procréants, et l'ivresse est de ce nombre, peut retentir sur le procréé. Cette influence fâcheuse n'avait pas échappé à l'œil observateur du père de la médecine. Aussi fait-il suivre à la femme tout un traitement préparatoire au rapprochement sexuel, et enfin lorsqu'elle paraît bien disposée, il lui conseille d'aller vers son mari, mais sous cette condition expresse « qu'elle sera à jeun et que le mari ne sera pas ivre. » (Œuvres d'Hippocrate, traduct. Littré, t. VIII). Une loi de Carthage défendait également toute autre boisson que l'eau le jour de la cohabitation maritale.

De nos jours, beaucoup de médecins admettent que l'état d'ivresse de l'homme ou de la femme, au moment de la conception, peut être la cause d'une foule d'affections de la première enfance. M. Demeaux s'est particulièrement occupé de cette importante question. Des recherches de cet auteur, consignées dans les Comptes rendus de l'Académie des sciences (1860), il semble résulter que l'état d'ivresse des parents pendant la conception est une des principales causes des affections nerveuses qui sévissent sur les nouveau-nés. M. Demeaux va même plus loin, et il dit formellement que l'intelligence et le sens moral sont entachés de ce vice originel. Voici du reste le passage auquel je fais allusion : « L'enfant né de parents en état d'ivresse au moment de la conception est ordinairement emporté par des convulsions ou d'autres troubles nerveux. S'il vit, il reste épileptique, idiot ou imbécile, porté à l'immoralité, au cynisme, à la dépravation ; adulte, il a un cachet spécial : sa tête est petite, sa physionomie hébétée, son regard sans expression et stupide. » D'un autre côté, Velpeau a présenté à l'Académie de médecine un enfant né sans tête et qui avait été conçu dans un accès d'ivresse.

Nous savons bien que ces faits si graves n'ont pas toujours pour base la certitude scientifique, et qu'ils ne reposent souvent que sur des probabilités, mais il suffit qu'ils soient signalés comme possibles, pour qu'on y attache la plus grande importance, car ils intéressent à la fois l'individu, la famille et la société.

Influence de l'ivresse sur les organes de la digestion. — L'ivresse avons-nous dit, se juge ordinairement par un sommeil plus ou moins prolongé. A son réveil, le malade éprouve un malaise général ; il a la bouche sèche, la langue pâteuse. S'il n'a pas vomi pendant l'accès, il est pris de nausées et de vomissements. D'autres fois, au contraire, il lui est impossible de vomir, et il conserve pendant de longues heures un sentiment inexprimable de pesanteur sur la région épigastrique. En même temps, il a soif ; sa tête est lourde, ses membres sont courbaturés ; il a de la fièvre. « Crapularis dicta febricula sequenti die adest, dit van Swieten, cum lassitudine corporis, capitis dolore, nausea sæpe et vertigine (Comment. in aph. Paris 1771). » C'est, comme on le voit, un ensemble symptomatique à peu près semblable à celui de l'embarras gastrique. Nous devons ajouter que l'appétit est nul et que le malade se sent incapable d'aucune espèce de travail sérieux.

Cet état se dissipe ordinairement au bout de douze ou vingt-quatre heures. Mais quelquefois il survient des complications plus graves qui peuvent forcer le malade à garder le lit pendant plusieurs jours. Nous citerons en premier lieu la DIARRHÉE simple ou s'accompagnant de coliques violentes; les matières fécales sont alors verdâtres, liquides, et causent un sentiment de cuisson à l'anus. On observe aussi assez souvent des crampes d'estomac, des douleurs atroces du côté du foie, de l'hépatalgie (Beau) et de l'ictère. Cet ICTÈRE n'apparaît que quelques jours après l'excès alcoolique Leudet). Il succède aux symptômes d'embarras gastrique cités plus haut. Le plus souvent apyrétique, il se manifeste par une coloration jaune intense de la peau et coexiste avec le ralentissement du pouls.

La GASTRITE AIGUE peut aussi être la conséquence de l'ivresse et s'explique très-bien par le contact prolongé d'une grande quantité d'alcool avec la muqueuse stomacale. On observe alors une anorexie complète, une soif vive, inextinguible, des nausées continuelles, des vomissements muqueux, des éructations d'odeur désagréable, le tout accompagné d'un état fébrile plus ou moins intense. Sa durée est d'environ six à huit jours.

Enfin, nous devons signaler comme complication possible de l'ivresse, l'apparition de L'ALBUMINE DANS L'URINE. Ce fait a été constaté par MM. Lancereaux, Hérard, Voisin, etc.

Influence de l'ivresse sur les organes respiratoires. — Par elle-même, l'ivresse aiguë ne lèse que très-rarement les organes respiratoires, mais elle rend l'homme beaucoup plus sensible aux variations atmosphériques et le prédispose, par conséquent, contracter les maladies de ces organes. Le froid surtout est funeste à l'homme en état d'ivresse : la BRONCHITE, la PNEUMONIE, la PLEURÉSIE, trouvent en lui un terrain tout préparé. Aussi ces affections sont-elles très-fréquentes parmi les buveurs et parmi les personnes qui, après avoir beaucoup bu, se sont exposées à l'action du froid. M. Bergeret (Abus des boissons alcooliques, 1851) a fait observer avec raison que c'est le lendemain des fêtes, des foires et des marchés que les médecins sont le plus souvent appelés, surtout chez l'habitant de la campagne, pour des affections thoraciques au début. Nous sommes tout à fait de l'avis de ce judicieux observateur. Beaucoup trop de gens ne vont à la foire que pour boire, et passent la journée au cabaret. Quand le soir vient, ils sortent des auberges échauffés par l'air étouffant qu'on y respire et par les vapeurs alcooliques, et regagnent comme ils peuvent leur domicile, exposés à toutes les rigueurs de l'atmosphère. Quelques-uns même, plus ivres que les autres, sont trahis par leurs forces ; ils tombent en route, s'endorment dans un fossé, et se réveillent avec une fluxion de poitrine ou une bronchite aiguë.

Ce que nous venons de dire des habitants de la campagne, s'applique également aux habitants des villes. C'est le lundi pour la classe ouvrière, le lendemain des soirées et des bals pour les classes plus élevées de la société, c'est-à-dire le lendemain du jour où ouvriers et bourgeois ont absorbé le plus d'alcool sous ses diverses formes, que l'on observe le plus de maladies inflammatoires à leur début. Tout le monde sait qu'à Paris, par exemple, les bals d'hiver publics ou privés sont suivis d'une véritable épidémie de laryngites, d'affections des bronches et même, quoique plus rarement, d'inflammations de la plèvre et du poumon. L'ivresse joue dans tous ces cas un rôle important comme cause prédisposante ; et l'on peut affirmer, que beaucoup d'individus résistent parfaitement à des températures auxquelles ils ne s'exposeraient pas impunément, si une forte dose de boissons spiritueuses avait bouleversé leur organisme.

CHAPITRE III.

Alcoolisme chronique. — Ses principales manifestations. — Son influence sur la marche et le pronostic des affections aiguës et des maladies chirurgicales.

> L'ivrognerie est une calamité sociale. Elle avilit et dégrade l'homme; elle abrutit, parmi des populations, des classes entières, chez lesquelles elle éteint toute force physique, toute puissance intellectuelle, tout ressort moral.
>
> (MICHEL LÉVY.)

§ I. — ALCOOLISME CHRONIQUE.

Depuis Magnus Hus, on entend sous le nom d'ALCOOLISME l'ensemble des affections qui surviennent chez les individus qui ont longtemps fait abus des boissons spiritueuses.

Toutes les liqueurs qui produisent l'ivresse peuvent aussi, si on en abuse souvent, produire l'alcoolisme; mais c'est sans contredit l'alcool, et surtout l'alcool de grains, dont les excès entraînent le plus souvent ce fâcheux résultat. C'est dans les pays et les villes où l'on consomme le plus d'eau-de-vie que l'on trouve le plus d'alcooliques. L'Amérique, la Suède, l'Angleterre et en général les pays du Nord, sont ceux où la consommation d'alcool atteint le chiffre le plus élevé, et ceux aussi où l'alcoolisme fait le plus de victimes. « On a calculé, dit M. le professeur Tardieu (1), que la quantité de liqueurs spiritueuses consommée tous les ans dans les états de l'Union était de 27 litres par habitant ; d'où il résulte que la quantité consommée par les hommes adonnés à cette funeste boisson était véritablement effrayante, puisqu'il faut déduire de ce chiffre la plus grande partie des femmes et des enfants, et tous ceux qui n'avaient pas contracté cette funeste habitude. »

(1) Tardieu, Dict. d'hygiène publique, t. I.

En France et dans les pays méridionaux, l'usage des liqueurs fortes est un peu tempéré par la grande quantité de vin qu'on y récolte. Mais dans les centres ouvriers, la consommation de l'eau-de-vie atteint des chiffres effrayants. « Il se débite à Rouen, dit M. Jules Simon (l'*Ouvrière*), dans l'espace d'une année, cinq millions de litres d'eau-de-vie, outre le cidre, le vin et la bière. A Amiens, il se consomme tous les jours 80,000 petits verres d'eau-de-vie. »

Beaucoup de personnes croient que les boissons alcooliques ne sont nuisibles qu'autant qu'elles produisent l'ivresse ou un autre désordre appréciable. C'est une erreur dont beaucoup de buveurs sont journellement victimes. L'organisme finit par s'habituer à la présence du toxique; celui-ci ne détermine pas toujours d'effets immédiats, mais l'empoisonnement n'en continue pas moins sa marche sourde et lente. Il se passe chez les alcooliques ce qui se passe chez les mangeurs d'opium et chez les mangeurs d'arsenic qui, à l'exemple de Mithridate, finissent par supporter des doses considérables de poison. Mais dans tous les cas, la tolérance n'entraîne jamais l'innocuité, et il faut qu'on sache bien qu'il n'est pas nécessaire de s'enivrer pour devenir alcoolique.

D'une manière générale, on pourrait dire que les manifestations de l'alcoolisme sont aussi nombreuses que nos organes, car tous les tissus et toutes les humeurs ressentent plus ou moins la funeste influence du poison. Le sang de l'ivrogne est ordinairement altéré ; indépendamment de la présence des corpuscules graisseux et des granulations pigmentaires dont nous avons déjà parlé, on y constate souvent une augmentation des leucocytes et une diminution des globules rouges. Cette altération du sang qui résulte très-probablement des troubles survenus dans l'appareil hémopoiétique, ne tarde pas à retentir sur tout l'organisme et nous explique, en partie du moins, les phénomènes dépressifs que l'on observe si souvent chez les alcooliques. C'est aussi dans l'altération du sang qu'il faut chercher la cause principale des suppurations abondantes qui suivent si souvent les traumatismes des buveurs et de la fréquence des anthrax, des furoncles et autres affections cutanées que l'on observe chez les mêmes hommes.

Une remarque qui frappe tout d'abord quand on aborde l'étude de l'alcoolisme, c'est la tendance de tous les organes à la dégénérescence graisseuse. Le tissu adipeux se dépose partout; sous la peau, où il acquiert quelquefois, surtout à la paroi antérieure de l'abdomen, une épaisseur de plusieurs centimètres; entre les couches musculaires, autour des organes et jusque dans la profondeur même de ces organes. Il arrive même un moment où la graisse comprime les éléments anatomiques normaux, les flétrit et finit par les détruire. Une atrophie plus ou moins grande en est la conséquence. C'est ainsi que les dépôts graisseux entre les fibres musculaires altèrent peu à peu ces éléments indispensables à la contractilité et finissent par porter une atteinte sérieuse à la fonction du muscle. L'aphonie est la conséquence de l'altération graisseuse des muscles du larynx; quand le cœur est affecté, les contractions de cet organe sont faibles, irrégulières; d'où essoufflement, dyspnée, tendance aux congestions passives. Dans les os, l'altération graisseuse produit une raréfaction du tissu osseux, comme chez les vieillards; le canal médullaire s'agrandit, les parois de l'os deviennent plus faibles, plus friables, et tout cela constitue une prédisposition aux fractures d'abord, au défaut de travail de réparation ensuite.

Nous allons maintenant passer très-rapidement en revue les lésions que l'on rencontre dans les divers organes et les troubles fonctionnels qui résultent de ces lésions.

§ 2. — LÉSIONS ALCOOLIQUES.

Appareil digestif. — Les ivrognes ont ordinairement la bouche sèche, surtout le matin, la langue épaisse et quelquefois fendillée. Ils sont sujets aux angines chroniques (Jaccoud), et M. Bergeret (1) croit que les trois quarts des rétrécissements organiques de l'œsophage relèvent de l'alcoolisme.

Estomac. Mais c'est surtout dans l'estomac où il séjourne quelque temps que l'alcool laisse des traces de son passage. La GASTRITE

(1) Bergeret, De l'abus des boissons alcooliques, Lons-le-Saulnier, 1851.

CHRONIQUE est très-fréquente chez les alcooliques. Sous l'influence du liquide irritant, la muqueuse stomacale de rosée qu'elle était devient rouge, injectée. Cette rougeur peut être générale ou ne se présenter que par plaques à forme irrégulière ne faisant pas saillie et plus nombreuses au voisinage du cardia. A une période plus avancée, la muqueuse s'épaissit, s'indure, les glandules se remplissent de graisse, deviennent saillants et donnent à cette membrane un aspect mamelonné (Louis). Des granulations noirâtres se déposent dans la muqueuse et lui donnent une couleur grisâtre, ardoisée. Le tissu sous-muqueux et même la couche musculaire peuvent participer à ce travail morbide et donner lieu à une gastrite phlegmoneuse (Leudet), accompagnée d'abcès plus ou nombreux (Rokitansky). L'estomac est ordinairement diminué de volume.

La GASTRITE ULCÉREUSE ALCOOLIQUE est beaucoup plus rare (Leudet). Sa fréquence, d'après M. Bucquoy (1), est en rapport avec la fréquence des abus alcooliques dans les différents pays. L'ulcère est constitué par une petite érosion susceptible de se cicatriser ; il ne dépasse pas ordinairement la couche superficielle. Le plus souvent on en trouve plusieurs, ils n'ont pas de siége d'élection.

Troubles fonctionnels. — Dans la gastrite chronique, les ivrognes mangent peu et digèrent mal. Il y a ANOREXIE et DYSPEPSIE

L'appétit, d'abord diminué, finit par disparaître complétement, malgré tous les apéritifs dont les alcooliques font usage pour le réveiller, et qui augmentent le mal au lieu d'y porter remède. L'anorexie s'accompagne quelquefois d'un dégoût invincible pour tout aliment solide, et les boissons constituent alors la seule nourriture du malade. Les digestions sont mauvaises ; le séjour prolongé des aliments dans l'estomac fait qu'il s'y développe des gaz ; l'ivrogne est contraint de relâcher ses vêtements; le diaphragme repoussé provoque des palpitations ; la tête est lourde et congestionnée; le malheureux est en proie à un malaise inexprimable qui ne disparaît que lorsque le travail digestif est à peu près terminé.

Le matin, au réveil, le malade sent comme un poids sur son estomac ; bientôt il est pris de nausées qui sont le prélude de ce

(1) Bucquoy, Société méd. des hôpitaux, 1862.

vomissement particulier, véritable gastrorrhée, auquel on a donné le nom de PITUITE. C'est le *vomitus matutinus* d'Hufeland. Les matières vomies sont constituées par un liquide blanchâtre, filant, que l'on a comparé au frai de grenouille, et dont la composition n'est pas sensiblement différente de celle de la salive Jaccoud). Cette expulsion est suivie d'un grand soulagement, mais elle laisse dans la bouche un sentiment d'amertume que l'ivrogne s'empresse trop souvent de faire disparaître par de nouvelles libations.

Dans la gastrite ulcéreuse, les troubles sont plus graves. Le creux épigastrique est le siége d'une douleur assez vive qui a quelquefois son maximum d'intensité à la région dorsale. Cette douleur est augmentée par la pression et est sujette à des paroxysmes très-pénibles. Après les repas, il survient des VOMISSEMENTS alimentaires; quelquefois ils deviennent continuels, incoercibles. Enfin, la rupture des vaisseaux au niveau de l'ulcère peut amener une GASTRORRHAGIE inquiétante (J. Frank), et même une HÉMATÉMÈSE rapidement mortelle (Lancereaux) (1).

Beaucoup d'auteurs rangent l'alcoolisme au nombre des causes probables du cancer de l'estomac.

Intestin. — Les lésions alcooliques de l'intestin sont assez rares; elles sont de même nature que celles de l'estomac: épaississement et induration de la muqueuse; hypertrophie glandulaire et petites ulcérations.

Comme troubles consécutifs, on observe : de la diarrhée, du météorisme, des coliques sourdes ou violentes, des évacuations dysentériformes, quelquefois du mélæna.

Foie. — Le foie est peut-être de tous les organes celui dont les lésions sont le plus constantes dans l'alcoolisme. C'est une conséquence de ses rapports anatomiques et de sa riche vascularisation. Absorbée par les veines de l'estomac et de l'intestin, la masse entière des boissons spiritueuses passe par la veine porte

(1) Lancereaux, art. Alcoolisme, in Dict. encyclop. des sciences médicales.

et se distribue dans tout l'appareil cholépoiétique. Au contact de ces boissons, le foie s'altère de deux manières différentes ; il subit la dégénérescence graisseuse ou l'inflammation chronique ; dans le premier cas il y a STÉATOSE, dans le second CIRRHOSE.

La STÉATOSE est l'envahissement des cellules hépatiques par le tissu adipeux. Elle est tellement fréquente chez les buveurs, que M. Lancereaux l'a constatée 70 fois sur 90 cas.

A une première période elle peut passer inaperçue et ne se manifester par aucun trouble apparent de la santé. Mais plus tard le foie augmenté de volume, présente des taches d'un jaune intense ou une couleur uniforme d'un jaune mat. — Les lobules infiltrés font saillie et lui donnent un aspect granulé ou bosselé (Trousseau). Le lobe gauche est plus hypertrophié que le droit. A la coupe, il graisse fortement le couteau. Cette accumulation de graisse comprime les capillaires et entraine la décoloration de l'organe.

Comme troubles fonctionnels on trouve de la dyspepsie, du ballonnement de l'estomac, de la diarrhée, des selles pâles et argileuses. On a noté aussi une couleur particulière de la peau (Addison).

Le CIRRHOSE OU HÉPATITE INTERSTITIELLE ou scléreuse est une des manifestations les plus importantes de l'alcoolisme. — Sur 70 cas de cirrhose, 26 sont dus à l'alcool (Fournier) (1). Les Anglais appellent le foie cirrhotique GIN-DRINKER'S LIVER.

Les médecins de tous les pays sont unanimes pour reconnaître que les abus alcooliques sont la principale cause de cette terrible maladie.

La cirrhose des buveurs est ordinairement généralisée. Au début le foie est hyperémié et augmenté de volume. Il survient ensuite une exsudation d'un blastème organisable dans les mailles du tissu conjonctif. Cet exsudat se transforme bientôt lui-même en tissu conjonctif de nouvelle formation qui devient fibreux, se rétracte et étrangle peu à peu les cellules hépatiques et les vaisseaux capillaires issus de la veine porte. Les lobules et les acini sont indurés, rapetissés ; ils font saillie au-dessus des dépressions

(1) Fournier, art. Alcoolisme, in Nouveau Diction. de méd. et de chir. pratiques.

formées par la rétraction des cloisons interlobulaires et interacineuses. Le foie est alors diminué de volume et offre un aspect granulé général et caractéristique. (Trousseau, Clin. de l'Hôtel-Dieu, t. II.)

Les troubles fonctionnels dérivent de l'état anatomique du foie cirrhotique. La compression des capillaires-porte fait refluer le sang dans la rate et trouble plus ou moins les fonctions hemopoiétiques de cet organe. Les matières alimentaires absorbées à la surface des villosités intestinales n'arrivent plus dans le foie pour y être transformées et élaborées et il en résulte un trouble plus grave encore dans l'hématopoièse. Enfin la stase du sang dans les veines intestinales a pour conséquence presque inévitable l'hydropisie ascite et le développement des veines sous cutanées abdominales. L'ictère est assez rare ; Lancereaux ne l'a observé que 3 fois sur 35 cas.

Le malade maigrit d'une façon extraordinaire ; ses membres décharnés font un contraste frappant avec le développement de son abdomen distendu par l'ascite. Il y a ordinairement de la constipation ; quelquefois on observe une diarrhée séreuse et même sanguinolente (Lancereaux).

La cirrhose est une maladie excessivement grave; sa marche plus ou moins lente n'enlève rien à la gravité du pronostic ; elle se termine par la mort.

Chez beaucoup de buveurs la vésicule biliaire a été trouvée remplie de calculs de cholestérine.

Les parotides, les glandes sous-maxillaires, le pancréas, sont souvent atteints de dégénérescence graisseuse (Lancereaux).

La rate est quelquefois cirrhotique, hypertrophiée, quelquefois atrophiée.

Le péritoine, le mésentère et les épiploons sont quelquefois surchargés de graisse ou atteints d'inflammations chroniques.

Appareil de la circulation. — Le contact des boissons alcooliques avec la paroi interne des vaisseaux sanguins finit par irriter cette membrane et par y provoquer un travail inflammatoire. La VEINE porte, placée la première sur le trajet des substances alcooliques venues de l'estomac est quelquefois le siége de cette inflammation.

Il en résulte un exsudat pseudo-membraneux qui oblitère plus ou moins complètement la lumière de la veine.

La PYLÉPHLÉBITE s'accompagne d'une ascite rapide, d'une maigreur excessive et d'une augmentation rapide de la rate. Le pronostic est des plus graves. M. Lancereaux en cite 7 cas dont 6 paraissent avoir pour seule cause les excès de boissons.

L'ARTÈRE PULMONAIRE, qui reçoit le sang veineux surchargé d'alcool et venu du foie par la veine cave inférieure, est aussi souvent le siége de la même altération adhésive. La *phlébartérite* s'accompagne de cyanose ou d'une pâleur particulière et d'œdème des jambes. Le malade est en proie à une dyspnée plus ou moins intense. Cette dyspnée éclate quelquefois soudain et est d'autant plus remarquable que rien dans le cœur ni dans les poumons n'en donne la signification étiologique. « Si la coagulation du sang est considérable ou s'opère dans un gros tronc, la thrombose entraîne ses inévitables conséquences, c'est-à-dire la mort rapide dans l'apnée. » (Trousseau.)

Le CŒUR des ivrognes se couvre de graisse surtout à sa base ; la quantité de tissu adipeux peut être assez considérable pour gêner les mouvements du muscle cardiaque. Aux dernières périodes de l'alcoolisme, on trouve quelquefois la graisse infiltrée entre les fibres musculaires, comprimant et atrophiant les éléments contractiles de cet organe. Souvent alors il y a augmentation du volume du cœur et dilatation des cavités cardiaques.

Quelquefois enfin on a noté une MYOCARDITE PARTIELLE CHRONIQUE. — Comme symptômes : de la dyspnée, des inégalités du pouls, rarement des bruits anomaux, plus rarement des phénomènes d'asystolie.

Magnus Hus avait déjà signalé l'existence de PLAQUES ATHÉROMATEUSES à la face interne des grosses artères des buveurs, et le savant professeur Suédois n'avait pas hésité à les rapporter à l'alcoolisme. Des recherches plus récentes ont confirmé cette opinion surtout pour l'AORTE THORACIQUE et les ARTÈRES CÉRÉBRALES. Nous avons eu l'occasion de constater l'athéromasie des artères cérébrales chez un buveur dont l'observation est rapportée plus loin (observation VI). On conçoit combien cette altération prédispose aux hémorrhagies et aux anévrysmes.

On peut même quelquefois pendant la vie constater l'état calcaire des artères des ivrognes. Quand on leur tâte le pouls, on trouve qu'il a perdu de sa souplesse; le doigt éprouve une résistance et une dureté anormales; l'artère radiale semble flexueuse; il s'est produit évidemment une élongation et une dilatation de ses parois. Cette dilatation vasculaire se fait surtout remarquer dans le réseau capillaire. — La peau des joues et du nez se couvre d'herborisations vasculaires que le moindre excès rend encore plus évidentes. Le NEZ surtout fait le désespoir de beaucoup d'ivrognes. Il grossit, se couvre de bourgeons rougeâtres et ressemble parfois à une grosse crête de coq d'Inde.

Les ganglions lymphatiques mésentériques et prévertébraux sont souvent atrophiés et ensevelis dans une couche de graisse.

Organes génitaux urinaires. — Une partie de l'alcool ingéré s'éliminant par le rein, il ne faut pas s'étonner de la fréquence de l'ALTÉRATION RÉNALE chez les ivrognes. Bright dit qu'aucune maladie ne fait plus de victimes parmi les buveurs que l'affection du rein. Que l'on considère l'alcool comme cause directement occasionnelle ou simplement comme cause prédisposante (Rayer) l'influence des liqueurs fortes sur le développement du mal de Bright n'est mise en doute par personne. Tantôt il y a une simple TRANSFORMATION GRAISSEUSE, les tubuli sont très-volumineux, remplis de granulations, la substance corticale est d'aspect jaunâtre en totalité ou par ilôts. Tantôt il y a de la NÉPHRITE INTERSTITIELLE avec hyperplasie du tissu conjonctif du rein ; celui-ci diminue de volume et devient granuleux.

On trouve presque constamment de l'albumine dans les urines.

Nous retrouvons dans le rein les deux affections, STÉATOSE et CIRRHOSE, que nous avons déjà observées dans le foie des ivrognes.

Comme troubles fonctionnels, on observe une diminution notable des urines. L'excès de sérosité du sang s'extravase, se répand dans les tissus et donne lieu à une ANASARQUE avec décoloration des téguments. Les abus de boissons auraient même, d'après Magendie, un autre résultat : en diminuant la portion aqueuse des urines, ils occasionneraient la gravelle.

Quant à la vessie, elle présente quelquefois des altérations de la muqueuse avec catarrhe léger.

Les organes génitaux s'altèrent aussi sous l'influence des excès de boissons longtemps prolongés. La verge et le scrotum deviennent flasques ; les testicules s'atrophient ; les vésicules séminales renferment un liquide sale, visqueux, très-pauvre en animalcules et contenant beaucoup de sympexions (Robin). Chez la femme la menstruation se trouble, cesse avant l'âge, et un travail atrophique se produit dans l'ovaire. (Lancereaux.)

Les désirs finissent même par disparaître. C'est aux ivrognes que s'appliquent ces paroles de Plutarque (trad. Amyot) :

« Ceux qui boivent beaucoup de vin, mesmement tout pur, « sont lasches à l'acte de la génération et ne sèment rien qui « vaille, ni qui soit de bonne trempe pour bien engendrer à cause « de la faiblesse et de la frigidité de la semence ».

Ainsi l'alcoolisme affaiblit et abolit même à la longue la fonction génératrice ; il diminue par conséquent ou détruit complétement l'aptitude à la procréation dans l'un et l'autre sexe. D'après vingt observations recueillies par Lippich, le produit du mariage d'un buveur est de 1 à 3 enfants. Ce même auteur a calculé que l'ivrognerie étouffe en germe les deux tiers des individus qui auraient dû être procréés. De plus, tous les auteurs, Rœsch, H. Royer-Collard, Cox, Lippick, Demeaux, s'accordent à attribuer à l'ivrognerie des parents une funeste influence sur la santé des enfants qui sont disposés aux congestions encéphaliques, à l'idiotisme, etc., et qui succombent très-souvent aux accidents nerveux.

Un homme ayant éprouvé à plusieurs reprises des accès d'aliénation mentale dûs aux excès alcooliques, se maria deux fois. Avec sa première femme, il a seize enfants dont quinze sont morts avant un an dans des convulsions ; le survivant est épiléptique. Avec sa seconde femme il a huit enfants ; sept ont succombé à des convulsions, le survivant est scrofuleux ; il y a eu en outre une fausse couche (Marcé).

Enfin, J. Frank croit que l'abus du vin par les femmes est une des principales causes de l'avortement et des fâcheux effets de la parturition qu'on observe si souvent dans les pays vignobles.

Appareil respiratoire. — L'haleine des ivrognes est ordinairement forte, pénétrante, quelquefois fétide. Le passage continuel de vapeurs chargées d'alcool sur la membrane délicate qui tapisse les bronches, la trachée et les cordes vocales, les irrite au même titre que le froid. Les alcooliques sont très-sujets aux LARYNGO-BRONCHITES chroniques. Leur voix devient rauque, creuse ; c'est cette voix de ROGOMME que l'on observe si souvent chez les vieux buveurs et chez les femmes de mauvaise vie.

La fine trame du tissu pulmonaire n'échappe pas à l'influence des boissons spiritueuses.

La CONGESTION PULMONAIRE éclate quelquefois à la suite de plusieurs excès rapprochés ; elle siége principalement à la partie postérieure et à la base.

L'irritation produite par la présence de l'alcool peut être poussée assez loin pour donner lieu par elle-même et en dehors de toute cause extérieure à une PNEUMONIE. Chomel en cite deux cas (Clin. médic., t. III). Grisolle, cité par Laborderie Boulou, en a observé trois autres cas, où les malades étaient placés dans des conditions telles que le froid ne pouvait agir sur eux.

Cependant dans l'immense majorité des cas le froid est la cause déterminante de la maladie dans un organisme affaibli et prédisposé par l'abus des liqueurs.

La pneumonie chez les ivrognes revêt presque toujours la forme ataxo-adynamique, les phénomènes nerveux sont souvent intenses et nullement en rapport avec la lésion pulmonaire, quelquefois très-légère. La terminaison par suppuration est très-fréquente. (Voir observation III).

La pneumonie passe quelquefois à l'état chronique.

Il n'est pas jusqu'à la PHTHISIE PULMONAIRE, cette affreuse maladie qui fait tous les jours tant de victimes, qui ne puisse êtr la conséquence plus ou moins directe des excès alcooliques. L'éta de débilité particulière des ivrognes, l'altération de leur sang, les troubles survenus dans les fonctions digestives et hémopoiétiques, tout cela joint à l'irritation locale produite par l'alcool dans le poumon, explique la genèse et le développement des tubercules. La maladie a quelquefois une marche très-rapide.

SYSTÈME NERVEUX.

Lésions anatomiques. — Il se forme à la face interne de la dure-mère et surtout dans la région pariétale des dépôts de néomembranes; on y trouve plusieurs couches de lames de tissu conjonctif superposées et dont la riche vascularisation donne souvent lieu à des hémorrhagies méningées : c'est la PACHYMÉNINGITE HÉMORRHAGIQUE.

La pie-mère et l'arachnoïde sont souvent épaissies; on y trouve quelquefois des ecchymoses; elles adhèrent à la couche corticale.

Le cerveau est atteint d'abord de dégénérescence graisseuse. La gaîne des vaisseaux et leurs parois sont le siége de traînées granuleuses, et les cellules nerveuses paraissent remplies de globules graisseux. Plus tard, on trouve des lésions de la couche corticale, des corps striés et des couches optiques. La masse encéphalique s'atrophie, se ratatine; l'hyperplasie conjonctive entraîne la sclérose cérébrale ou FÉRIENCÉPHALITE DIFFUSE. Le cerveau est alors blanc, dur, exsangue, comme macéré dans l'alcool. Les circonvolutions sont aplaties ainsi que les couches optiques et les corps striés.

On trouve aussi quelquefois des noyaux d'ENCÉPHALITE PARTIELLE avec ramollissement.

Du côté de la moelle, on constate du ramollissement; dans un cas, M. Lancereaux a trouvé de la sclérose.

Ces différentes lésions entraînent des troubles de la sensibilité, de la motilité et enfin des troubles psychiques.

1° TROUBLES DE LA SENSIBILITÉ.

Ils apparaissent ordinairement avant ceux de la motilité. Le malade est en proie à toutes sortes de sensations particulières, tiraillements, picotements, survenant surtout pendant la nuit.

L'INSOMNIE est l'état habituel, l'ivrogne dort peu et mal ; il rêvasse, il a des visions effrayantes et s'agite continuellement dans son lit. Il redoute la nuit qui ne lui procure qu'un surcroît de fatigue au lieu d'un sommeil réparateur. Les pieds et les mains sont souvent le siége de fourmillements, de sensations fugaces de chaleur et de froid, quelquefois de petits soubresauts analogues à des commotions électriques (Fournier).

L'HYPERESTÉSIE siége surtout à la jambe; elle est superficielle ou profonde. Dans l'hyperesthésie cutanée, le moindre contact, le simple frottement du drap de lit fait pousser des cris de douleur aux malades. Dans l'hyperesthésie profonde, siégeant dans le tibia ou dans les muscles, la sensibilité cutanée peut être intacte (Magnus Hus).

L'ANESTHÉSIE est plus tardive et plus fréquente que l'hyperesthésie. Elle commence par un simple affaiblissement de la sensibilité qui va bientôt jusqu'à l'abolition complète. C'est ordinairement par les pieds qu'elle débute; elle gagne ensuite les jambes, les bras et quelquefois se généralise complétement (Hus).

M. Lancereaux a souvent observé des NÉVRALGIES, entre autres des nerfs sciatiques et des nerfs intercostaux.

Les troubles sensoriaux sont aussi très-remarquables chez les ivrognes. La VUE s'affaiblit progressivement; mais avant d'arriver à la cécité complète, le malade passe par une série de troubles visuels. Il voit d'abord des mouches, des étincelles, des taches; puis viennent les véritables hallucinations. Les objets prennent un corps; il voit des animaux, des chiens, des rats, des serpents; d'autres fois il aperçoit des gens armés, des figures menaçantes, des précipices, etc., etc. Ces hallucinations se produisent ordinairement pendant la nuit; presque toujours elles sont de nature triste.

Le sens de l'OUIE est aussi souvent affecté. L'ivrogne entend des tintements, des bourdonnements, des voix qui l'appellent, des hommes qui l'insultent. La diminution de l'ouïe est constante.

Le TOUCHER s'émousse et est sujet à des sensations bizarres. Tantôt le malade ne sent pas la forme des objets et ne peut les saisir ; tantôt il croit saisir des choses qui n'existent pas ou toucher des animaux. Morel cite un alcoolique qui voyait un chat lui grimper aux jambes et lui enfoncer les griffes dans la chair. Le malade suivait d'un air hébété les mouvements du chat, et à un moment donné, il cherchait à le saisir et se prenait violemment le scrotum croyant tenir l'animal.

Les perversions de l'ODORAT et du GOUT sont beaucoup plus rares; on cite cependant des ivrognes qui sentaient des odeurs repoussantes, sulfureuses, etc.

2° TROUBLES DE LA MOTILITÉ.

Le TREMBLEMENT est un des phénomènes fréquents de l'alcoolisme. Il a son maximum d'intensité le matin au lever; la boisson le fait quelquefois disparaître. Il commence par les bras, puis il envahit successivement les jambes (d'où marche chancelante et titubation) et les muscles de la face et de la langue (d'où embarras et hésitation de la parole). Lorsqu'il se généralise, il constitue la chorée des ivrognes (Hus). Cette agitation involontaire est compatible avec l'exécution des mouvements. mais ceux-ci ont beaucoup perdu de leur précision. On observe presque toujours un affaiblissement musculaire concomitant. Plus tard, on observe des soubresauts dans les membres, des crampes, des spasmes toniques, des CONVULSIONS, et enfin des ATTAQUES D'ÉPILEPSIE.

« Ces accidents convulsifs, dit M. Magnan (1), sont sous la dépendance directe des modifications organiques survenues chez le sujet et qui lui ont donné l'aptitude à la crise. Ils ne se produisent qu'à une période avancée de l'alcoolisme, ce qui distingue l'épilepsie alcoolique de l'épilepsie absinthique, qui, elle, peut survenir dès le début de l'intoxication. Dans ce dernier cas, l'attaque épileptique est sous la dépendance d'un agent extérieur (absinthe),

(1) Magnan. Académie des sciences, avril 1869.

d'un poison qui à lui seul crée l'attaque épileptique; c'est une épilepsie par intoxication. »

La paralysie est le dernier des troubles de la motilité.

3° TROUBLES PSYCHIQUES.

Les troubles de l'intelligence sont excessivement variés et présentent entre eux de notables différences. C'est d'abord un changement de caractère dont s'aperçoivent les familiers de l'ivrogne. L'un devient irritable, méfiant, vindicatif; il est obsédé par des idées fixes dont rien ne peut le détourner; un autre perd complétement la volonté; il exécute aveuglément ce qu'on lui commande, il est facile à mener et à conduire; un troisième commet des actes d'extravagance ou d'indélicatesse. M. le professeur Lasègue citait à son cours de 1864 le cas d'un alcoolique arrêté pour avoir fustigé en pleine rue une vieille femme avec ses mains. Enfin, dans ces derniers temps, M. Voisin a signalé les idées de satisfaction, de contentement de soi-même, d'ambition comme pouvant relever de l'alcoolisme. Dans tous les cas, l'ivrogne délaisse peu à peu ses occupations, son intelligence s'affaiblit, ses nuits sont agitées et troublées par des songes et des visions terrifiantes. Il devient triste, parle peu et ne répond que par monosyllabes. Puis le DÉLIRE éclate.

Le DÉLIRE DES IVROGNES peut revêtir des expressions très-diverses. Il est quelquefois uniquement constitué par des HALLUCINATIONS, c'est-à-dire par « un état dans lequel on a la conviction intime d'une sensation perçue, alors que nul objet extérieur propre à exciter cette sensation n'est à la portée des sens. » (Esquirol.)

Elles sont presque constantes dans le délire alcoolique (Lasègue); c'est le plus souvent les sens de la vue et de l'ouïe qui en sont le siége. Marcel, dans sa thèse, dit que les hallucinations ont toujours pour effet de déterminer une impression pénible et souvent même une terreur profonde.

Ces hallucinations donnent souvent lieu à des CONCEPTIONS DÉLIRANTES et à des TENTATIVES DE SUICIDE. Poursuivis par des ennemis imaginaires, les malheureux cherchent à s'échapper par le suicide; l'un se jette à l'eau, l'autre se précipite par la fenêtre. Les conceptions délirantes sont quelquefois indépendantes des hallucinations : un ivrogne se croit pourri; il n'est plus homme, il est chien.

Ces égarements de la raison sont rares isolément; le plus souvent on les rencontre comme symptômes pathognomoniques du delirium tremens et de la folie alcoolique.

Le DELIRIUM TREMENS (œnomanie de Rayer) est un accident aigu de l'alcoolisme chronique. Il éclate soit spontanément, soit à la suite d'excès considérables, soit enfin sous l'influence d'un ébranlement quelconque, maladie ou traumatisme. Nous en citons des exemples dans les observations 3, 4 et 5. L'accès caractérisé principalement par une grande agitation, une insomnie complète, un tremblement plus ou moins prononcé et des hallucinations, dure ordinairement sept à huit jours, après lesquels les phénomènes se calment peu à peu; mais cependant les idées restent encore quelque temps confuses et la tête reste un peu lourde. Le suicide en est souvent la conséquence. Le délirium termens spontané guérit bien; malheureusement «qui a bu boira» et de nouveaux excès donnent lieu à des récidives. M. Delasiauve (1) a décrit une forme très-aiguë de delirium tremens, caractérisée par une prodigieuse activité nerveuse et du plus fâcheux pronostic.

La FOLIE ALCOOLIQUE a une évolution plus lente que le délirium cum tremore. Elle se présente ordinairement sous les trois formes suivantes : 1° la LYPÉMANIE, caractérisée par un abattement et une frayeur que rien ne peut vaincre : Hallucinations intéressant la sûrete du malade, insomnies, rèves sinistres, terreurs continuelles, refus obstiné de toute nourriture, tels sont les principaux caractères de la lypémanie; 2° la FÉROCITÉ ÉBRIEUSE, remarquable par l'agitation considérable et les instincts féroces du malade; il vocifère, menace, injurie; il cherche à frapper, il mord, il crache à la figure, ses yeux sont animés de mouvements convulsifs, son regard a une expression sinistre, sa bouche est remplie d'écume, il grince des dents; 3° la MONOMANIE HOMICIDE ALCOOLIQUE; dans cette forme, l'alcoolique se croyant menacé dans son existence, entend des voix qui le poussent à l'homicide, comme cet

(1) Delasiauve. D'une forme grave de delirium tremens.

ouvrier, cité par Fournier, qui ne pouvant plus résister à une voix qui lui disait de tuer son enfant, lui fendit la tête d'un coup de hache.

La folie alcoolique a une durée variable; elle est susceptible de guérison si l'ivrogne se corrige; elle récidive au contraire, s'il continue ses excès, et conduit presque fatalement à la DÉMENCE et à la PARALYSIE GÉNÉRALE, dernier terme de la dégénérescence physique intellectuelle et morale de l'homme.

§ III. — INFLUENCE DE L'ALCOOLISME SUR LA MARCHE ET LE PRONOSTIC DES AFFECTIONS AIGUES ET DES MALADIES CHIRURGICALES.

Affections aiguës. — Lorsqu'une maladie aiguë survient chez un alcoolique, son pronostic est singulièrement aggravé par l'affection déjà existante. Les phénomènes nerveux ne manquent presque jamais et revêtent une violence qu'on ne trouve que rarement dans la même maladie survenant chez un individu sobre. L'organisme, déjà plus ou moins altéré par les excès de boissons, offre une résistance moins grande; les symptômes adynamiques sont plus prononcés, la terminaison funeste est plus fréquente. « L'alcoolisme, dit M. le professeur Hardy (1), vient compliquer d'une manière fâcheuse certaines maladies aiguës et principalement l'érysipèle, la pneumonie, la péricardite, l'endocardite, la variole. » Dans la forme grave de ces maladies, les accidents alcooliques hâtent ou provoquent la terminaison fatale; dans la forme légère, ils sont quelquefois assez intenses pour enlever le malade malgré le peu de gravité de l'affection aiguë; dans tous les cas, ils mettent sa vie en danger.

Ces accidents éclatent le plus souvent par un accès de delirium tremens. En voici un exemple que nous avons recueilli dernièrement dans le service de notre ancien maître, M. le Dr Matice.

(1) Hardy, Gazette des hôpitaux, 1871. Compte rendu de l'Académie de médecine.

OBSERVATION III.

Pneumonie droite chez un ivrogne. — Délirium tremens. — Guérison.

M..., homme de peine, 59 ans, entré le 14 novembre 1872 à l'hôpital Beaujon, salle Beaujon, n° 7, dans le service de M. le Dr Matice.

On a apporté ce malade à l'hôpital en proie à un délire très-violent; le soir même de son entrée, on a été obligé de lui mettre la camisole de force. Des renseignements pris auprès des personnes qui l'ont amené, il résulte que cet homme est malade depuis le 10 novembre, que le délire a éclaté le 14 novembre, et enfin qu'il s'enivre très-souvent avec du vin et de l'eau-de-vie.

15 novembre. A la visite du matin, délire très-intense; agitation continuelle, tremblement de toute la partie supérieure du tronc; il est en proie aux hallucinations, il voit des corbeaux qui viennent lui déchirer les entrailles.

Peu de fièvre, pas d'expectoration sanglante et visqueuse, absence de point de côté. A l'auscultation, affaiblissement du murmure respiratoire à droite, plus prononcé au tiers inférieur, râles crépitants peu nombreux; souffle manifeste dans un point assez limité vers le tiers inférieur. A la percussion, diminution de la résonnance thoracique et submatité dans les mêmes points. Traitement dirigé plutôt contre les phénomènes nerveux que contre la pneumonie. Potages, julep gommeux avec 15 centigr. d'extrait thébaïque.

Le 16. Le délire a toujours la même violence; les phénomènes thoraciques n'ont pas augmenté d'intensité. Même traitement.

Le 17. La nuit a été encore plus agitée que les précédentes. Le délire est au summum de violence. Le soir, il y a un peu de rémission; le malade est un peu abattu. On continue l'opium.

La 18. La nuit a été relativement calme; le délire va en décroissant de plus en plus. Même traitement.

Le 19. Il n'y a plus de trace de délire; le malade, qui jusqu'alors n'avait presque pas craché, est pris d'une expectoration très-abondante; les crachats sont purulents. Potion avec kermès, 20 centigr.; vin de Bordeaux, 1 degré.

Le malade sort le 23 novembre, guéri, mais se promettant bien de recommencer à boire de plus belle.

Cette observation confirme très-bien ce que nous venons de dire. La pneumonie, chez cet ivrogne, était très-peu étendue; il n'y avait ni crachats sanglants ni visqueux; les phénomènes stéthoscopiques n'annonçaient qu'une affection des plus légères, et cependant cet homme a failli succomber aux accidents nerveux. Nous devons noter aussi l'expectoration abondante des matières purulentes qui est survenue vers la fin de la maladie.

L'alcoolisme se révèle d'autres fois par un simple tremblement des mains et des membres supérieurs, par un air d'hébétude et de tristesse du facies, par une éruption acnéique, par du prurigo et souvent des parasites (Hardy).

Traumatisme.—« Toutes choses égales d'ailleurs, le pronostic des lésions traumatiques présente une gravité exceptionnelle chez les sujets entachés d'alcoolisme. » (Verneuil) (1). Cette vérite qui a été le sujet d'une discussion des plus brillantes devant l'Académie de médecine, a reçu une douloureuse confirmation pendant le siége de Paris et pendant la guerre civile. La léthalité terrible, qui a frappé les opérés de ces temps malheureux, est due en grande partie aux excès alcooliques. Sans doute, la nourriture insuffisante, les émotions du patriotisme et la violence des passions politiques ont joué un rôle considérable comme conditions défavorables, mais il n'en est pas moins vrai que toutes ces influences réunies ont été moins désastreuses que l'alcoolisme.

Au reste, nous n'avons pas besoin de faire appel à nos souvenirs, ni de consulter nos notes du siége de Paris et de la Commune pour être édifié sur la gravité du traumatisme chez les alcooliques. On en voit tous les jours des exemples frappants dans les hôpitaux de Paris. M. le professeur Verneuil et M. le docteur Péronne (2) en ont rapporté de nombreuses observations. Nous en avons aussi observé plusieurs cas dont quelques-uns nous ont paru dignes d'être rapportés.

En parlant de l'ivresse, nous avons dit que les accidents traumatiques étaient très-nombreux et que quelquefois la mort subite en était la conséquence. Dans l'alcoolisme, ces accidents sont aussi très fréquents, et, de plus, il est rare qu'il ne survienne pas quelque complication, soit localement, soit du côté du sys-

(1) Verneuil, Bulletins de l'Académie de médecine, 1871.
(2) Péronne, Thèse de Paris, 1870.

tème nerveux. C'est qu'en effet, comme l'a fait observer M. le professeur Gosselin (3) l'organisme de l'ivrogne ressemble à l'organisme du vieillard, il est frappé d'une sénilité précoce qui le rend moins résistant aux influences extérieures, et qui réagit non-seulement sur les plaies ouvertes, mais encore sur les opérations chirurgicales les moins considérables.

Les accidents alcooliques éclatent quelquefois à propos d'une plaie insignifiante. En voici un exemple recueilli en ville, avec mon regretté maître, M. le Dr A. Duplay :

OBSERVATION IV.

Plaie contuse du gros orteil gauche. — Délirium tremens. — Guérison.

F. G... est un homme d'environ 35 ans, garçon de peine dans une grande administration. Le 29 avril 1872, en déchargeant du vin, un tonneau plein lui passa sur l'extrémité du pied gauche et lui contusionna le gros orteil. Je le vis quatre jours après l'accident. Son orteil était légèrement aplati ; petite plaie à la face interne, ecchymose assez considérable tout autour de l'ongle. Cataplasmes arrosés d'eau blanche ; repos.

3 mai. Je le revis le lendemain avec M. le Dr Duplay. Il nous raconta qu'il ne souffrait par beaucoup, mais qu'il n'avait pas fermé l'œil de la nuit. Il n'avait fait que rêvasser ; plusieurs fois il avait eu le cauchemar. La plaie est rouge ; tension et douleur tout autour ; apyrexie. Appétit un peu diminué. Repos absolu au lit. Cataplasmes laudanisés, une pilule de cynoglosse pour la nuit.

Deux heures après, on vient me chercher en toute hâte. Cet homme, me disait-on, est devenu fou. A mon arrivée, je le trouvai au milieu de la chambre, il avait mis son pantalon et tenait un balai à la main. Il parut un peu surpris de me voir. « Prenez garde, monsieur, me dit-il, ils vont vous mordre les pieds. » Mais qui donc, lui dis-je tout étonné. « Ces rats, vous ne les voyez pas ? Il y en a plus de mille, si je ne m'étais pas levé, ils me dévoraient tout vif dans mon lit. » En me disant cela, il balayait la chambre dans tous les sens et poussait son balai avec force comme s'il éprouvait une certaine résistance. Tremblement des mains et des lèvres. Je n'insistai pas davantage sur les rats ; j'eus même l'air d'y croire pour ne pas l'irriter, et j'attirai son attention sur divers autres sujets. Il répondit à toutes mes questions sans aucune hésitation et avec la plus grande lucidité.

(1) Gosselin, Bulletins de l'Académie de médecine, 1871.

Je parvins à le faire coucher, et après avoir laissé quelqu'un à côté de lui, je me hâtai d'aller aux informations. Toutes les personnes qui le connaissaient depuis longtemps m'affirmèrent qu'il buvait beaucoup : il allait chez le marchand de vins 7 à 8 fois par jour et sans jamais s'enivrer complétement, il était presque toujours en gaîté.

Je le revis le soir, le tremblement persistait toujours, ses hallucinations n'étaient plus les mêmes. Il voyait une multitude d'écureuils grimper aux rideaux de son lit et exécuter toutes sortes de pirouettes. « Ils sont très-jolis, me dit-il, mais à la fin ils *m'agacent*; si vous ne les chassez pas, je vais me lever, car ils m'empêchent de dormir. » Vin de Bordeaux, julep avec 10 centigrammes d'opium.

Le 4. La nuit a été très-agitée; insomnie complète. On a eu toutes les peines du monde à l'empêcher de sortir de sa chambre qui est, dit-il, assiégée par les Prussiens, auxquels ils adresse une série d'épithètes que nous n'oserions pas reproduire ici. La plaie n'offre rien d'extraordinaire. Même traitement.

La journée est plus tranquille; les hallucinations diminuent de fréquence et commencent à être raisonnées.

Le 5. Nuit assez bonne; une peu de sommeil. La figure a repris son expression habituelle. A partir de ce moment, le mieux s'est maintenu, et huit jours après, le malade reprenait ses occupations sans garder le moindre souvenir du trouble passager de son intelligence.

Le delirium tremens est, dans les traumatismes comme dans les maladies, le SIGNE PATHOGNOMONIQUE DE L'ALCOOLISME. Il est bien rare qu'il fasse défaut ; modéré dans les cas légers, comme nous l'avons vu dans l'observation précédente, il acquiert, dans les cas graves, une intensité extraordinaire et se termine presque toujours par la mort. A l'autopsie, on ne trouve que les lésions anciennes de l'alcoolisme.

OBSERVATION V.

Fracture de l'extrémité inférieure de la jambe gauche. — Plaie et issue du fragmen supérieur du tibia. — Ouverture de l'articulation tibio-tarsienne. — Délirium tremens. — Mort rapide.

R..., garçon boucher, 32 ans, entré le 7 juillet 1872 à l'hôpital Beaujon, pavillon Ambroise Paré n° 31, dans le service de M. le professeur Dolbeau, remplacé par M. Horteloup.

Homme très-vigoureux, fortement musclé, doué d'un certain embonpoint, n'ayant jamais été malade. Il avoue qu'il est *bon buveur*, mais le vin et l'eau-de-vie ne le *grisent* jamais complètement.

La veille de son entrée à l'hôpital il est tombé de sa voiture dont la roue lui a passé sur la jambe gauche.

8 juillet. On trouve une fracture complète de la jambe gauche à la partie inférieure.

Elle est obliquement dirigée de haut en bas et de dehors en dedans. Au niveau de la fracture et à la partie interne de la jambe, il existe une large plaie à travers laquelle le fragment supérieur fait une saillie de plusieurs centimètres.

L'articulation tibio-tarsienne est ouverte. M. Horteloup juge l'amputation nécessaire et urgente. Le malade, parfaitement calme, n'oppose aucune difficulté. L'amputation de la jambe au lieu d'élection est pratiquée sur-le-champ, sans aucun accident. Pansement à la ouate (Guérin).

La journée et la nuit sont assez bonnes. Un peu d'appetit, sommeil assez tranquille.

Le 9. A la visite du matin, le pansement est traversé par le sang; l'hémorrhagie paraît être assez considérable. On enlève l'appareil. Une des branches de la péronière fournit un jet assez considérable. Ligature, nouveau pansement à la ouate. La journée est tranquille, le soir, rien d'extraordinaire, assez bonne nuit.

Le 10. Le pansement est encore un peu souillé par de la sérosité sanguinolente. Le malade se plaint d'un peu de douleur; il ne trouve pas de bonne position pour son moignon. On ajoute une nouvelle couche de ouate et on pose le membre sur un large coussin formant plan incliné.

Le soir, un peu d'agitation; léger état fébrile, le malade dort moins bien que les autres nuits. Rêvasseries pénibles.

Le 11. Matin. L'appétit est considérablement diminué; langue sèche, pâteuse. Léger tremblement des lèvres et des mains. Rien de particulier du côté de la plaie.

Soir. Agitation beaucoup plus considérable. Le tremblement des lèvres et de la langue s'accentue davantage. Pouls fébrile. Pilule d'extrait thébaïque. Insomnie.

Le 12. Etat stationnaire. Pas d'appétit. Potion de Todd. A la visite du soir, même état; nouvelle pilule d'opium. Très-peu de sommeil.

Le 13. Matin. Le facies est égaré, les yeux brillent, le malade est très-agité. Il répond qu'*il va beaucoup mieux*; la moindre question l'émeut. Tout le corps est en moiteur. Potion de Todd.

Soir. M. Raymond, interne du service, fait sa visite à cinq heures. Il trouve le malade couvert de sueur et dans l'agitation la plus grande. Ses réponses sont incohérentes, brèves; tremblement de toute la partie supérieure du corps. Délire. Potion avec opium et teinture de digitale.

A sept heures le malade est un peu plus calme. A neuf heures, l'agitation recommence avec plus d'intensité que jamais. Le malade chante à haute voix. Il demande le bassin, mais à peine l'a-t-il à la main, qu'il le lance violemment à la tête du garçon de salle qui heureusement esquive le coup. Puis, profitant du moment ou le garçon s'est un peu éloigné, le malade furieux vociférant, saute en bas de son lit, marche sur une jambe, frappe ses voisins et cherche à se précipiter par la fenêtre qu'il secoue avec la plus grande énergie. On a toutes les peines du monde à le faire recoucher et à lui passer la camisole de force. Tremblement convulsif, figure injectée, yeux hagards. Cette tempête est suivie d'un calme relatif, mais de courte durée.

A onze heures le délire acquiert une violence extraordinaire; des sueurs très-abondantes se déclarent. Puis peu à peu la respiration s'embarrasse, la figure pâlit, se décompose; il meurt à minuit.

L'autopsie n'a pas été faite, mais les aveux du malade et les renseignements donnés par sa femme, unis au caractère et à la marche des accidents graves que nous avons signalés, ne laissent aucun doute sur la nature alcoolique du délire qui a enlevé si rapidement cet homme.

Il est impossible de ne pas trouver une analogie frappante entre le délire alcoolique, tel que nous venons de le voir dans l'observation précédente et le « délire traumatique » de Dupuytren. Nous pensons avec beaucoup de chirurgiens que ces deux sortes de délire ne sont le plus souvent qu'une seule et même manifestation de l'alcoolisme.

Le délire n'est pas la seule complication qui survienne chez les alcooliques atteints de traumatisme. On observe encore assez souvent des complications locales, érysipèle, lymphangite, suppurations abondantes, hémorrhagies; et cela arrive non-seulement chez les ivrognes déjà cachectiques, et dont les fonctions organiques sont profondément troublées, mais encore chez les buveurs robustes, fortement musclés, dont rien ne semblait devoir altérer le puissant santé (Verneuil).

Quelquefois même, lorsque la lésion est grave, la mort survient en quelques heures sans aucune complication locale; l'autopsie révèle seulement les lésions organiques.

D'autres fois, à propos d'une lésion des plus simples, une

fracture du péroné, par exemple, il survient tout à coup des accidents terribles qui enlèvent le malade en quelques heures, en quelques minutes.

OBSERVATION VI.

Fracture de l'extrémité inférieure du péroné gauche. — Plaie légère au niveau de la fracture. — Acloolisme. — Mort rapide. — Autopsie.

H..., 58 ans, ouvrier maçon, entré le 2 avril 1872, à l'hôpital Beaujon, pavillon Ambroise-Paré, n° 11, dans le service de M. le professeur Dolbeau.

Homme pâle, amaigri; teint presque cachectique. En montant des pierres aux maçons, il est tombé d'une échelle.

3 avril. Fracture du péroné gauche au-dessus de la malléole. Plaie légère. Gonflement assez considérable; ecchymose; douleur assez vive au niveau de la fracture et à la partie interne du coup de pied. Au-dessus de la malléole péronière on constate une dépression assez notable, une sorte d'angle rentrant, que Dupuytren a appelé *coup de hache*. La malléole interne fait saillie sous la peau, surtout par son bord antérieur. On peut imprimer à l'articulation tibio-tarsienne des mouvements de latéralité considérables, indice de la rupture complète des ligaments internes. Déviation du pied.

Pansement. Appareil plâtré de Maisonneuve; attelle postérieure faisant étrier; attelles latérales interne et externe.

Le 4. Matin. Rien de particulier; le malade ne souffre pas, mais il se plaint de ne pas avoir d'appétit et de ne pas dormir. La religieuse le trouve *tout drôle*. Il est triste, taciturne.

Soir. Un peu d'excitation; pouls fébrile, léger tremblement des mains et de la langue. Le malade se plaint de douleurs fulgurantes qui lui passent dans la jambe comme des décharges électriques. Légers spasmes tétaniformes. Potion avec opium et teinture de digitale.

Questionné au point de vue de l'alcoolisme, ce malade avoue qu'il boit beaucoup du vin et plusieurs gouttes par jour.

Le 5. Matin. Même état que la veille. Abattement plus prononcé, trémulance des lèvres.

Soir A quatre heures le malade pousse tout à coup des cris. La sœur accourt, mais pendant qu'elle cherche à le calmer un peu, il meurt subitement.

Autopsie faite vingt-quatre heures après la mort. — ÉTAT DE LA FRACTURE : Fracture oblique de haut en bas et de dehors en dedans à 1 centimètre au-dessus de la malléole. Pointe saillante en arrière du fragment inférieur. Les ligaments externes de l'articulation sont absolument intacts; les ligaments internes sont complètement déchirés. le ligament antérieur est dilacéré.

Abdomen. Rien de bien particulier; les reins sont en voie de dégénérescence graisseuse; la rate est un peu volumineuse.

Cavité thoracique. Rien du côté des poumons. Au cœur on trouve des plaques athéromateuses à la face antérieure et à l'origine de l'aorte. Les cavités sont remplies de sang noir avec quelques caillots. Orifices et valvules sains.

Cavité crânienne. Les circonvolutions cérébrales sont affaissées, le tissu du cerveau surtout dans le lobe gauche est ferme, pâle; on aperçoit à peine à la coupe les capillaires sanguins. Pas de trace de ramollissement.

L'artère vertébrale gauche depuis sa deuxième courbure au niveau de l'atlas et le tronc basilaire jusqu'à l'émergence de la cérébrale postérieure sont athéromateux et remplis par un caillot résistant, à peine décoloré, ayant tous les caractères d'un caillot de formation récente. Les artères sylviennes de l'hexagone de Willis sont également athéromateuses. Peu de sérosité dans les ventricules.

Il est très-probable que la mort subite de ce malade est due à une anémie instantanée du bulbe et du mésocéphale par suite de l'oblitération du tronc basilaire par le caillot arrêté là en vertu de l'état calcaire de la face interne du tronc artériel.

Cette mort subite par oblitération du tronc artériel a été mise hors de doute par les expériences de M. le professeur Vulpian et par les faits rapportés par M. Hayem dans les archives générales de physiologie.

Quant à la formation du caillot et à l'état athéromateux des vaisseaux cités plus haut, l'état des reins, les aveux du malade, la marche rapide des accidents qui l'ont enlevé, tout nous autorise à les rapporter à l'alcoolisme.

Les phénomènes de délire tremblant se seraient sans doute accentués davantage, si le malade avait vécu encore quelques jours.

Enfin, même dans les cas les plus heureux, qui se terminent par la guérison, la marche de la maladie est plus ou moins entravée. L'altération du sang, la raréfaction du tissu osseux envahi par la dégénérescence graisseuse, la stéatose viscérale, sont des obstacles considérables au travail de réparation et de consolidation des plaies et des fractures.

Et, maintenant que nous avons rapidement parcouru la trop longue série des affections que l'alcoolisme cause, complique ou aggrave, qu'on nous permette d'ajouter quelques chiffres qui feront ressortir d'une manière plus évidente la gravité de ce fléau.

Il meurt tous les ans, en Angleterre, 50,000 individus des suites de l'alcoolisme ; en Suède, le mal est si grave, que le professeur Magnus Hus a annoncé la décadence très-prochaine de cet Etat. si les mesures les plus énergiques n'étaient pas prises pour en arrêter le développement. En Amérique, l'alcoolisme fait plus de 30,000 victimes par an. Tout le monde connaît les affreux ravages de l'alcool parmi les populations autochthones du Nouveau-Monde. L'eau-de vie leur a été plus funeste que les guerres incessantes. qu'elles ont eu à soutenir contre les Européens. En France, nos statistiques révèlent un accroissement continuel, et déjà menaçant, dans le nombre des décès occasionnés par l'alcool. M. Lancereaux avance que le vingtième de la population hospitalière de Paris succombe à l'intoxicrtion alcoolique.

Michel Lévy dit que sur 46,609 morts accidentelles, 1,622 n'ont pu être attribuées qu'aux excès de boisson. Sur 4,595 suicides, Brierre de Boismont, n'en a pas trouvé moins de 530 imputables aux excès de boisson. Le nombre des suicides, pour ivrognerie habituelle, qui était de 142 en 1848, a atteint, en 1866, le nombre de 471.

Si nous consultons les statistiques des maisons d'aliénés, nous trouvons l'alcoolisme comme une des principales causes de l'aliénation mentale, et, chose caractéristique, le chiffre des aliénés suit exactement le mouvement simultané de la consommation de l'absinthe et des alcools.

De 1857 à 1864, il est entré à Charenton 1,146 malades. L'abus des boissons alcooliques a été signalé comme cause 277 fois, c'est-à-dire 24 p. 100 (Lagarosse) (1); tandis que, de 1826 à 1835, la proportion n'avait été que de 8 p. 100 (Esquirol) (2). Pour Bicêtre, la proportion est la même. De 1856 à 1867, il est entré dans cette maison 4,770 aliénés, dont 915 relevant de l'alcoolisme. M. Marcé, auquel nous empruntons ces chiffres, a trouvé

(1) Lagarosse, Thèse de Paris, 1864.
(2) Esquirol, Traité des maladies mentales, Paris, 1838.

tous les ans une augmentation sensible, représentée par les chiffres suivants :

1856. — 668 entrés,	91 alcooliques,	13,62 p. 100.
1867. — 877 —	200 —	22,80 —

Certes, ces chiffres ont une terrible éloquence, surtout lorsqu'on pense qu'un grand nombre d'alcooliques sont gardés dans les familles et qu'ils échappent ainsi à toute appréciation numérique.

Disons enfin, en terminant, que, non-seulement l'alcoolisme tarit les sources de la vie, que non-seulement il porte les plus graves atteintes à la raison, mais qu'il est encore le plus puissant moyen d'abrutissement et de démoralisation. C'est parmi les ivrognes que se recrutent les voleurs, les criminels, les soldats lâches devant l'ennemi, les mauvais citoyens et, en général, tous les déclassés de la société.

CHAPITRE IV.

Causes de l'alcoolisme. — Moyens de le combattre.

Toutes les lois sont sans force pour extirper un mal qui a pris racine dans la vie du peuple. c'est du peuple lui-même que doit partir la réforme des mœurs, et nul gouvernement n'est assez puissant pour l'opérer.

(ZSCHOKK, Revue britannique, 1837.)

CAUSES DE L'ALCOOLISME.

L'homme a toujours été avide de sensations et de jouissances; toujours il a recherché avec ardeur ce qui pouvait lui procurer denouveaux plaisirs. L'ivresse, par l'excitation qu'elle provoque, par le bien-être passager qu'elle procure, par cette espèce de vertige qui l'accompagne et qui fait voir les choses sous un aspect différent de ce qu'elles sont en réalité, l'ivresse, dis-je, a dû nécessairement offrir un puissant attrait à la faiblesse humaine.

Aussi l'histoire de l'ivrognerie se rattache-t-elle à l'histoire de tous les peuples. A peine échappé des flots du déluge, Noé, disent les livres de Moïse, plante la vigne et s'enivre. Les Grecs, dont on vante quelquefois la sobriété, instituèrent les Bacchanales, ces fêtes où s'étalait la licence la plus éhontée et auxquelles prenaient part les femmes les plus célèbres d'Athènes. A Rome aussi, la frugalité des contemporains de Cincinnatus ne tarda pas à faire place à un goût effréné pour le vin. Caton le Censeur lui-même s'oubliait quelquefois, au dire d'Horace, jusqu'à ne pas mettre en pratique les maximes qu'il voulait imposer aux autres :

Narratur et Prisci Catonis
Sæpe mero caluisse virtus.

Les Germains et les Gaulois, nos pères, n'étaient pas non plus des modèles de tempérance ; la fureur du vin était si grande chez eux que les marchands massaliotes, qui suivaient leurs armées, obtenaient quelquefois un esclave pour une amphore pleine. (Diodore cité par Henri Martin.)

Mahomet trouva l'abus du vin si invétéré qu'il en proscrivit l'usage dans le Coran. Dans le moyen âge, les bulles pontificales et les canons de plusieurs conciles prouvent combien les ivrognes étaient nombreux dans les monastères. Au XVIe siècle, les diètes de l'empire d'Allemagne se composaient de membres ivres à partir de midi, et les lois faites après cette heure étaient considérées comme non avenues Les récits de tous les voyageurs qui ont exploré les pays sauvages nous montrent les indigènes comme très-enclins à l'ivresse.

La passion des boissons fermentées est donc générale ; on la retrouve dans tous les climats et chez tous les peuples ; on dirait qu'un instinct secret pousse l'homme vers cet abîme ou tôt ou tard viendront s'engloutir sa santé, son intelligence et sa raison.

Mais, indépendamment de cette cause générale d'alcoolisme, inhérente en quelque sorte à la nature humaine, il en est d'autres plus saisissables et que l'on pourrait diviser ainsi : 1° causes idiosyncrasiques ; 2° causes occasionnelles : 3° causes pathologiques.

Nous ne ferons que passer rapidement en revue les plus importantes :

1° Causes idiosyncrasiques.

Certains individus apportent, pour ainsi dire en naissant, un goût très-prononcé pour les boissons alcooliques. Cette appétence particulière, ce besoin inné de boire sans cesse les entraîne à des excès quotidiens.

Dans certains cas, l'alcoolisme paraît être héréditaire (Morel) (1).

(1) Morel, Traité des dégénérescences physiques, intellectuelles et morales de l'homme 1857.

Gall, cité par Esquirol, parle d'un enfant de 5 ans, ayant déjà le goût le plus prononcé pour les liqueurs fortes, et dont le père et le grand-père étaient morts alcooliques à un âge très-peu avancé.

L'alcoolisme serait donc non-seulement une maladie de l'individu, mais encore une maladie de l'espèce.

Dans tous les cas, héréditaire ou non, lorsque ce goût particulier se déclare chez un individu, qui, par sa profession, sa position sociale, peut alimenter le feu intérieur qui le dévore, il est bien rare qu'il puisse éviter l'écueil.

2° Causes occasionnelles.

Les causes occasionnelles sont les plus nombreuses.

A. *Professions.* — Les ouvriers ont toujours été les victimes prédestinées de l'alcoolisme ; mais certaines professions y prédisposent d'une manière plus particulière. Nous citerons les marchands de vins, les cochers, les charretiers, et en général tous les ouvriers qui ont un métier pénible et qui dépensent beaucoup de force musculaire. Le marchand de vin boit pour faire valoir sa marchandise, le forgeron pour se rafraîchir, le débardeur pour se réchauffer, l'ouvrier de nuit pour chasser le brouillard. On boit le petit verre le matin pour tuer le *miasme,* à midi pour faire descendre la demi-tasse, le soir pour faciliter la digestion, dans l'intervalle des repas pour trinquer avec les camarades, de telle sorte que de petit verre en petit verre, on finit par absorber des quantités considérable de vin ou d'eau-de-vie.

Les professions libérales fournissent aussi leur contingent de victimes à l'alcool et à l'absinthe. On les trouve surtout parmi les artistes, les journalistes, les officiers etc. La paresse, l'oisiveté, l'ambition déçue, le besoin de s'étourdir et d'oublier ses déceptions, l'espoir de trouver dans l'ivresse une inspiration heureuse ou un éclair de génie, la nécessité d'élever ses idées au diapason des passions politiques du jour, l'incertitude de l'avenir, telles sont les principales causes qui poussent ces malheureux aux excès alcooliques.

Et ici je ne puis m'empêcher de faire une réflexion. Certes il est bien coupable l'ouvrier qui passe au cabaret tout son dimanche, quelquefois tout le lundi, dépensant dans un jour la plus grande partie du gain de la semaine, plus fatigué souvent le mardi matin qu'il ne l'était le samedi soir; mais quelque regrettable que soit cette conduite, elle trouve une explication sinon une excuse dans la condition particulière qui est faite aux ouvriers.

L'homme qui, pendant toute la semaine, a forgé le fer, taillé la pierre, tissé le chanvre ou le lin, peut à bon droit donner un jour de relâche à ses bras fatigués. Et alors, si l'ouvrier est jeune, s'il n'est pas marié, si une instruction suffisante ne l'a pas un peu relevé à ses yeux, s'il se trouve en compagnie de camarades débauchés, que voulez-vous qu'il fasse seul, loin de sa famille? Il lui est impossible de se procurer les plaisirs conformes à ses goûts et à ses moyens ; il va au cabaret, il boit comme les autres ; il s'enivre. C'est une victime inconsciente qui marche à l'abîme sans en comprendre la profondeur.

Mais ce qu'on ne comprend pas, ce que la raison et le bon sens ne sauraient admettre, c'est que des hommes instruits, appartenant à ce qu'on est convenu d'appeler les *classes dirigeantes*, pouvant goûter tous les plaisirs de l'intelligence et de l'âme, occupant des positions honorables, comprenant tout ce qu'il y a de hideux et d'ignoble dans le vice honteux d'ivrognerie, c'est que ces hommes, dis-je, perdent volontairement dans l'alcool ou l'absinthe tout ce qui pouvait légitimer leur supériorité sur les hommes appartenant aux classes moins privilégiées de la fortune.

B. *Climat.* — Les hommes des pays froids sont ceux qui consomment le plus de liqueurs fortes. Le manque de toute autre boisson spiritueuse, le besoin de réagir contre l'influence dépressive du froid, une nourriture insuffisante et grossière : telles sont les causes climatériques qui expliquent la consommation effrayante d'alcool que l'on fait dans certains pays du Nord. En Suède par exemple, pays qui ne possède guère plus de 3 millions d'habitants, il se fabrique annuellement plus de 200 millions de litres d'esprit de grains ou de pomme de terre, et la totalité est absorbée par la population.

C. *Falsification. Modicité du prix des alcools. Multiplicité des cabarets.* — Les vins naturels sont trop chers pour que l'ouvrier puisse en faire usage. Il boit ce vin dit *de détail* qui n'est que de l'alcool étendu d'eau et coloré. D'un autre côté l'industrie livre des alcools à très-bas prix: et enfin, comme s'il fallait par tous les moyens possibles, propager l'usage de ces boissons funestes, on a laissé les débits de liqueurs se multiplier d'une façon extraordinaire. Dans les villes on trouve un marchand de vins ou un café à chaque pas; le moindre village en possède plusieurs.

D. *Ignorance.* — L'ignorance est aussi une cause fréquente d'alcoolisme; les illettrés ont toujours fourni la plus grande partie des ivrognes. Que peut-on attendre d'un homme qui n'a jamais pensé, dont l'intelligence n'a reçu aucune culture? l'instinct est son seul guide; il est invinciblement porté vers des appétits grossiers et sensuels; la boisson est souvent la seule compensation à ses fatigues.

3° Causes pathologiques.

Certains états pathologiques provoquent un besoin irrésistible de boissons spiritueuses, une véritable *monomanie d'ivresse.* On peut dire dans ce cas avec Esquirol, que l'abus des liqueurs est l'effet plutôt que la cause des désordres intellectuels; le malade dans ce cas n'est pas aliéné parce qu'il boit, il boit parce qu'il est aliéné.

L'hypochondrie, la polydipsie, l'hystérie et quelques autres névroses peuvent aussi être des causes d'alcoolisme.

Nous devons citer encore l'aménorrhée, la ménopause, l'état de grossesse, les crises cataméniales.

Enfin, M. Brierre de Boismont cite un cas d'alcoolisme développé à la suite d'une fracture du crâne, chez un individu qui jusqu'à son accident avait été très-sobre.

Ce sont là des faits curieux, que le médecin doit connaître, mais qui n'occupent qu'un rang très-secondaire dans l'étiologie de l'alcoolisme.

Moyens de le combattre. — Nous abordons ici la partie la plus difficile et la plus délicate de notre travail. Que si on nous reproche de sortir du domaine de la médecine proprement dite, nous répondrons que nous sommes toujours sur le terrain de l'hygiène, qui est peut-être de toutes les sciences médicales celle qui a rendu le plus de services à l'humanité. De tout temps d'ailleurs les médecins ont eu le droit et le devoir de fournir aux législateurs et aux philosophes les données qu'ils ont déduites de leurs connaissances.

Appelés dans le sein des familles dont ils voient ou devinent les secrets, confidents de toutes les infortunes, témoins de toutes les misères humaines, ils peuvent mieux que personne se rendre compte des besoins de la société et faire ressortir les vices de son organisation.

La question de la répression de l'ivresse n'est pas nouvelle : elle a attiré l'attention de presque tous les législateurs de l'antiquité. Dracon punissait de mort l'homme surpris en état d'ivresse ; à Sparte on faisait énivrer des ilotes et on les montrait aux jeunes citoyens pour leur inspirer l'horreur de la débauche. Lycurgue fit arracher toutes les vignes. Séleucus, roi des Locriens, défendait le vin sous peine de mort.

A Rome le vin n'était permis qu'aux jeunes gens de bonne famille et après l'âge de 30 ans. Les femmes en étaient complètement privées et Caton voulait qu'on les embrassât sur la bouche pour s'assurer si elles avaient bu du vin. Le mari avait droit de tuer sa femme s'il la surprenait ivre (Pline).

Plusieurs rois de France ont aussi essayé de réprimer l'ivresse. Charlemagne défendait de trinquer et de provoquer à boire. François I, par son fameux édit de 1536, condamnait les ivrognes à la prison, à la flagellation, et si la récidive se produisait une troisième fois, il leur faisait couper les oreilles et les bannissait du royaume. Charles IX voulut faire arracher une partie des vignes.

De nos jours plusieurs législations européennes punissent encore l'ivrognerie. Toutes les tentatives de répression qui ont été faites dans notre pays sont restées à peu près infructueuses. Il en sera probablement de même de la nouvelle loi votée par l'Assemblée nationale en 1871.

L'intention de nos législateurs a été sans doute excellente et le rapport de M. le Dr Th. Roussel mérite à plus d'un titre d'être lu et médité par tous ceux qui s'occupent de la question. Malheureusement les lois les plus sévères sont presque toujours inefficaces contre les passions humaines. Tous ceux qui ont essayé d'abolir la prostitution, ont échoué dans leur tâche. On n'est parvenu qu'à la réglementer, et encore un trop grand nombre de femmes échappent à toute surveillance.

Et d'abord la nouvelle loi sur l'ivresse nous paraît d'une application bien difficile. L'ivresse revêt diverses formes; chaque ivrogne a, qu'on me permette cette expression vulgaire, un cachet particulier.

L'un est joyeux, l'autre triste, un troisième turbulent. Celui-ci, malgré de très-nombreuses libations, marche encore avec assurance; tandis que son voisin qui a beaucoup moins bu, n'avance qu'en titubant. A quel signe distinguer a-t-on l'ivresse proprement dite de la période d'excitation un peu forte? La peine sera-t-elle proportionnée au degré de l'ivresse? Un homme sera-t-il plus coupable parce qu'il tombera dans la rue que s'il peut regagner son domicile? L'âge et la profession constitueront-ils des circonstances atténuantes ou entraîneront-ils une aggravation de peine?.

La difficulté devient encore plus grande si l'on songe que c'est aux agents inférieurs de la force publique qu'est dévolue la difficile mission de diagnostiquer l'ivresse et d'arrêter les coupables. Je ne méconnais aucun des services que nous rendent journellement ces utiles défenseurs de l'ordre public, mais je crois qu'une telle tâche, si elle n'était pas au-dessus de leurs forces, aurait toujours l'inconvénient de susciter contre eux les haines d'une partie de la population, et de rendre leur séjour impossible dans certaines localités. Il ne s'agit plus ici d'arrêter un voleur ou de conduire un tapageur au poste, il s'agit de l'honneur des familles et de la liberté individuelle, livrés aux vengeances et aux rancunes personnelles.

L'ivrogne d'ailleurs, en tant qu'il ne trouble en rien la tranquillité publique et qu'il ne porte aucune atteinte aux lois de la morale, ne me paraît passible d'aucune répression. On ne peut pas plus forcer un homme à être sobre qu'on ne peut le forcer à être chaste, s'il est débauché; laborieux, s'il est faiuéant; croyant, s'il est athée, Ainsi le veut la liberté individuelle qui permet à chaque citoyen de faire ce que bon lui semble pourvu qu'il ne blesse en rien les intérêts et la liberté d'autrui.

Cette loi sur l'ivresse sera donc inapplicable dans le plus grand nombre de cas. De plus, elle nous paraît complètement inefficace.

Si le législateur n'a entendu réprimer que les manifestations extérieures de l'ivresse, le trouble dans la rue, le scandale public, les ivrognes qui ne s'enivrent jamais complètement, et ce sont les plus nombreux, échapperont à toute répression et la marche du fléau que nous cherchons à combattre, ne sera guère ralentie. On pourra, comme l'a fait observer M. le Dr Burill, s'énivrer tout à son aise à domicile et faire toutes sortes d'orgies sans tomber sous le coup de la loi; et les malheureux surpris dans la rue ne manqueront pas de crier à l'injustice : « Vous voulez frapper l'ivresse publique, diront-ils, parce que c'est celle du peuple qui n'a pas d'endroits pour se retirer et qui se montre dans la rue quand il s'enivre. Ceux qui s'enivrent de champagne et dans l'intérieur des appartements sont bien plus coupables que nous, car ils n'ont même pas l'excuse de la misère et de l'ignorance» (Testelin).

Ainsi donc cette loi sur l'ivresse, en supposant même qu'on en fasse une application rigoureuse, n'atteindra qu'un nombre très-restreint d'ivrognes. Le plus grand nombre échappera à toute répression légale. Quant aux buveurs endurcis qui sont arrivés au dernier degré de la dégradation physique et morale, la prison et les amendes ne parviendront pas à les corriger. Ce sont des malades; et au lieu de les enfermer dans une maison d'arrêt, il serait infiniment préférable de les conduire à l'hôpital. Les Américains, gens pratiques avant tout, l'ont bien compris. Ils considèrent l'ivrognerie comme une véritable maladie, et au lieu de la punir, ils cherchent à la guérir. Ce moyen parait leur donner de meilleurs résultats que les 537 lois qu'ils ont édictées contre l'ivresse. Ils ont fondé de grands hôpitaux où les ivrognes suivent un traitement hygiénique et moral. Le Dr Dodge, médecin en chef de l'asile Binghampton (New-York) dans une communication qu'il a faite dernièrement au parlement anglais, estime à 40 pour 100. le nombre des guérisons obtenues dans son grand établissement.

Ces résultats sont de nature à encourager en France l'essai de ces hospices d'ivrognes. Mais, qu'on nous permette de le dire, ce remède contre l'ivresse ne nous paraît guère plus efficace que la loi contre l'ivrognerie.

Ce qui est possible en Amérique ne le serait problement pas en France. Aucun ivrogne ne voudra aller s'enfermer volontairement dans un hospice; bien peu de familles consentiront à laisser enfermer un de leurs membres dans une maison de santé. Les sociétés de tempérance sont appelées à rendre de plus grands services. Dans plusieurs pays étrangers, l'Amérique, l'Ecosse, l'Irlande, ces sociétés ont obtenu des résultats extroardinaires. Il serait à souhaiter qu'il s'en fondât dans tous les centres industriels de la France, là ou l'alcoolisme fait le plus grand nombre de victimes. Nous espérons que l'Association française contre les liqueurs alcooliques, qui s'est fondée à Paris l'année dernière et à la tête de laquelle se trouvent tant d'hommes éminents, verra ses efforts couronnés de succès. Elle a fait appel à tous les hommes de bonne volonté pour l'aider dans son œuvre ; nous lui promettons de bon cœur notre modeste et dévoué concours.

Mais les lois contre l'ivresse, les hospices d'ivrognes et les sociétés de tempérance ne sont que des palliatifs.

Il faut attaquer le mal dans sa racine ; ce sont les causes de l'ivrognerie qu'il faut combattre, c'est sur elles que nous devons appeler l'attention des gouvernants. *Sublata causa, tollitur effectus.* Le nombre des ivrognes diminuera en raison même de la diminution ou de la suppression des causes d'ivrognerie.

Les mesures les plus efficaces pour arriver à ce résultat nous paraissent être les suivantes :

1° Supprimer ou du moins diminuer considérablement l'impôt sur les vins ordinaires et faire porter cet impôt sur les vins fins, les eaux-de vie, l'absinthe et toutes les autres liqueurs fortes ;

2° Arrêter l'accroissement continuel du nombre de débits de boissons et les soumettre à une réglementation très-sévère ;

3° Rechercher les falsificateurs et sévir contre eux de la façon la plus rigoureuse ;

4° Etablir dans toutes les communes des jeux publics, des gymnases, des bibliothèques où les jeunes gens puissent passer agréablement leur dimanche sans dépenser d'argent et en apprenant quelque chose d'utile ;

5° Répandre partout et par tous les moyens possibles l'instruction primaire. Instruire, c'est moraliser ; plus instruit, l'homme se respectera davantage ; il s'enivrera moins. Cette instruction doit être obligatoire, parce que la société n'a pas le droit d'en priver un de ses membres ; elle doit être gratuite, pour que personne ne puisse cacher sa mauvaise volonté sous le prétexte de manque de fortune.

Enfin, qu'on ne l'oublie pas, c'est par des exemples plutôt que par des paroles qu'on moralise les masses. Les classes éclairées doivent servir de modèle aux classes moins favorisées de la fortune. Les petits ont toujours copié les grands.

Et tant que la paresse et la débauche s'étaleront tout à leur aise devant les grands cafés ; tant que l'absinthe coulera à flots dans les estaminets des quartiers riches ; tant que l'ouvrier verra le vice prétentieux encombrer les lieux publics, n'espérez aucune réforme. Toutes les paroles et toutes les exhortations seront vaines. Il faut pratiquer devant le peuple les vertus qu'on veut lui voir pratiquer ; c'est le seul moyen de lui en montrer le prix. La fameuse maxime *similia similibus* trouve ici son application.

On n'inspire l'amour de la justice que par la justice ; on ne développe l'intelligence que par l'intelligence ; on n'enseigne la tempérance que par la sobriété.

A. Parent, imprimeur de la Faculté de Médecine, rue M.-le-Prince, 31.

www.ingramcontent.com/pod-product-compliance
Lightning Source LLC
LaVergne TN
LVHW021522140926
848035LV00047B/1155
* 9 7 8 2 0 1 4 0 2 1 0 5 9 *